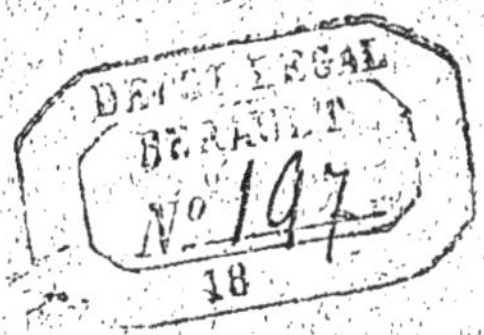

DES

KYSTES HYDATIQUES DU MÉSENTÈRE

REVUE GÉNÉRALE

A PROPOS DE DEUX CAS
OBSERVÉS DANS LA CLINIQUE CHIRURGICALE
DE M. LE PROFESSEUR FORGUE

PAR

Roger BISCAYE
DOCTEUR EN MÉDECINE

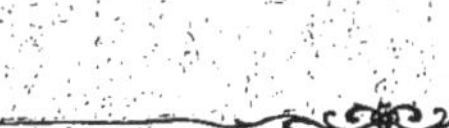

MONTPELLIER
IMPRIMERIE GÉNÉRALE DU MIDI

1905

DES

KYSTES HYDATIQUES DU MÉSENTÈRE

REVUE GÉNÉRALE

A PROPOS DE DEUX CAS
OBSERVÉS DANS LA CLINIQUE CHIRURGICALE
DE M. LE PROFESSEUR FORGUE

PAR

Roger BISCAYE
DOCTEUR EN MÉDECINE

MONTPELLIER
IMPRIMERIE GÉNÉRALE DU MIDI

1905

A LA MÉMOIRE DE MON PÈRE

A LA MÉMOIRE DE MON GRAND-PÈRE

A LA MÉMOIRE DE MA COUSINE THÉRÈSE HORTOLÈS

ET DE MON COUSIN JEAN HORTOLÈS

LICENCIÉ ÈS SCIENCES

R. BISCAYE.

A MA MÈRE

A MA GRAND'MÈRE

A MON ONCLE LE Dr HORTOLÈS

R. BISCAYE.

A MA TANTE

A MES FRÈRES

MEIS ET AMICIS

R. Biscaye.

A MON PRÉSIDENT DE THÈSE

MONSIEUR LE PROFESSEUR FORGUE

CORRESPONDANT NATIONAL DE L'ACADÉMIE DE MÉDECINE

R. BISCAYE.

DES
KYSTES HYDATIQUES DU MÉSENTÈRE

REVUE GÉNÉRALE

A PROPOS DE DEUX CAS

OBSERVÉS DANS LA CLINIQUE CHIRURGICALE DE M. LE PROFESSEUR FORGUE

INTRODUCTION

Pendant notre dernier trimestre de stage hospitalier à l'hôpital Suburbain, nous avons eu le rare bonheur d'observer, dans le service de M. le professeur Forgue, deux cas de kystes hydatiques du mésentère.

Il nous a paru intéressant de rechercher des cas analogues dans la littérature médicale, afin d'étudier de plus près cette localisation hydatique spéciale, dont les classiques ne parlent pas ou qu'ils signalent à peine.

Bien des choses ont déjà été dites sur une question qui, au début, nous semblait si neuve; nous nous sommes aperçu, au cours de nos recherches, que les cas de cette sorte étaient assez nombreux et que la plupart des observations publiées étaient suivies de réflexions personnelles sur le sujet qui nous occupe.

Ce sont ces cas et ces réflexions que nous avons médités, avant de faire notre thèse, et tel a été notre but définitif. Heureux si nous avons pu réussir.

Nous avons voulu grouper tout d'abord les cas qui nous ont paru les plus différents les uns des autres et nous y avons joint nos deux observations inédites, elles-mêmes si dissemblables entre elles. En nous basant sur ces observations, nous avons essayé d'en extraire les causes communes, les symptômes les plus remarquables, les plus fréquentes erreurs de diagnostic, les meilleurs résultats suivant les méthodes de traitement.

Pour nous guider dans cette étude, nous avons puisé aux sources les plus diverses, et c'est là ce qui explique notre sous-titre de revue générale.

Mais avant d'aborder ce sujet, qu'il nous soit permis de remercier nos Maîtres de la Faculté et de leur exprimer toute notre reconnaissance et tout notre respect.

Quelle gratitude ne devons-nous pas à M. le professeur Forgue, pour l'accueil qu'il nous a fait dans son service et pour les nombreuses preuves d'amitié qu'il nous a toujours prodiguées! Il a été pour nous plus qu'un Maître. Aussi qu'il nous permette de lui dire, en cette circonstance, combien nous en sommes vivement touché et de l'assurer de notre reconnaissance.

Que M. le professeur Gilis, qui, durant les deux premières années de médecine, s'est intéressé tout particulièrement à nous, reçoive l'hommage de notre respectueuse gratitude.

Merci à M. le professeur agrégé Jeanbrau, qui nous a donné de précieuses indications pour mener notre travail à bonne fin.

Enfin, durant nos études, nous avons été stagiaire dans

les services de MM. les professeurs Grasset, Carrieu, Imbert, Estor, Truc, Rauzier, Soubeyran, Guérin-Valmale. Chacun d'eux nous a accueilli avec la plus bienveillante cordialité, et le passage dans leur service a été pour nous très fructueux.

Que M. le professeur Granel reçoive aussi tous nos remerciements pour la sympathie qu'il nous a toujours témoignée.

En terminant, qu'il nous soit permis de renouveler à nos camarades Cadilhac et Goldenberg toute notre amitié, de les remercier une fois de plus de leur concours.

CHAPITRE PREMIER

HISTORIQUE

Bien que considérés par les classiques comme très rares, les kystes hydatiques du mésentère ont été l'objet de nombreuses publications, surtout dans ces toutes dernières années. Leur histoire, qui pourtant ne date pas d'hier, peut être divisée en trois phases successives : la première purement anatomique, la seconde clinique, la troisième chirurgicale.

Pour la première fois, en 1793, le hasard permet à Hunter de rencontrer dans une autopsie un kyste hydatique péritonéal. Pendant longtemps n'ont été signalées que des constatations nécropsiques analogues. Parmi leurs auteurs, il nous faut citer : Richter, Sabatier, Le Sauvage. Pourtant, dès 1803, Portal, dans le tome cinquième de son cours d'anatomie médicale, tente une esquisse clinique bientôt oubliée, des tumeurs du mésentère, où il mentionne un cas de kyste hydatique A relever encore le mémoire si intéressant de Park, qui paraît en 1817, et plusieurs observations que l'on peut trouver dans les bulletins de la Société anatomique, pendant la première moitié du XIXe siècle. N'ayons garde d'oublier les cas de Panas, de Frémy, de Sutherland. En 1852, Charcot publie une sorte de revue générale sur la question ; plus tard, en 1877, Davaine, dans son traité des entozoaires, consacre quelques phrases aux localisations mésentériques du kyste hydatique. A cette époque, plusieurs thèses paraissent sur ce sujet; parmi les plus connues, notons celles de Gérard, Paris 1876, et de Masseron, Paris 1882.

Mais c'est surtout de 1880 à 1886, avec Péan, que se précise l'histoire clinique de ces tumeurs kystiques du mésentère. La date de la publication de son ouvrage sur le diagnostic et le traitement de tumeurs de l'abdomen et du bassin, 1886, est une date à retenir. Elle marque la seconde période dans l'histoire des kystes hydatiques mésentériques : la période clinique Cette phase est encore marquée par de nombreux travaux : la série des publications de Terrillon en 1886 1889-1891, la thèse d'agrégation d'Augagneur, les études de Hahn dans le *Berliner Kliniche Wochenschrift* de 1887, le mémoire de Braquehaye dans les *Archives générales de médecine* parues en 1892, la revue générale de Maurice Soupault dans la *Gazette des hôpitaux* de 1895.

Avec les progrès croissants de l'antisepsie et de la technique chirurgicale dans les laparotomies, les cas traités par le bistouri et communiqués aux sociétés savantes ou relatés dans les journaux médicaux, deviennent de plus en plus nombreux ; des travaux d'ensemble sont publiés. Nous avons déjà mentionné Braquehaye; citons Bégouin qui rapporte, dans son article de la *Revue de chirurgie* sur le traitement des tumeurs solides et liquides du mésentère, six cas de kystes hydatiques de cet organe, opérés par ponction, extirpation ou marsupialisation.

Terminons enfin cet aperçu historique, en signalant la thèse de Devé, en 1892, sur l'*Ecchinococcose secondaire*, les cas récents de Tochier en 1902, de Vincent, à Lyon, en 1903 et 1904; de Pinatelli et Rivière en 1904, de M. Murtry, en Amérique, le 31 décembre 1904; de Krenitzky, le 22 janvier 1905, en Russie. Il y a quelques mois à peine, Mabit, de Buenos-

Ayres, a publié une étude sur le traitement des kystes de l'abdomen, où il reproduit deux observations de kystes hydatiques du mésentère.

Le nombre de ces observations est donc assez grand pour nous permettre actuellement de discuter, sinon de trancher les questions étiologiques et pathogéniques, encore pendantes, de tracer l'histoire clinique de l'affection que nous étudions, d'indiquer enfin les divers traitements institués jusqu'à ce jour et de conclure en faveur de tel ou tel, d'après les résultats obtenus, immédiats ou à longue échéance.

CHAPITRE II

ENTRÉE EN MATIÈRE : OBSERVATIONS INÉDITES

Ainsi que l'on a pu le voir dans cette courte esquisse historique, les cas de kyste hydatique du mésentère sont loin d'être exceptionnels ; nombreuses sont les observations que nous aurions pu reproduire dans cette thèse. Nous préférons résumer rapidement les huit ou dix qui nous ont paru les plus intéressantes, surtout par le diagnostic et le traitement. Nous terminerons ce chapitre par deux observations inédites, dues à l'obligeance de M. le professeur Forgue, apportant ainsi notre contribution à l'étude de l'affection qui nous occupe, affection si fouillée en certains points, si obscure en beaucoup d'autres, tant pour la pathogénie que pour la clinique et en particulier pour la technique opératoire. Aussi, allons-nous simplement mentionner au début les quelques cas les plus typiques, traités chirurgicalement, soit qu'ils aient été diagnostiqués avant l'intervention, ce qui est rare, soit qu'ils aient été découverts au cours de l'opération.

I. — Cas de Panas.

Ponction. — Guérison

Il s'agit d'un homme âgé de 45 ans. Bonne santé habituelle Aucune maladie antérieure. Phénomènes gastriques à début aigu, mais non subit ; bientôt l'état général devient alarmant. Douleurs épigastriques violentes, nausées, vomissements alimentaires et bilieux, constipation. Facies terreux, jaune paille, cachectique. L'examen de l'abdomen montre la présence d'une tumeur : cette tumeur est médiane, entre l'ombilic et l'épigastre, arrondie, grosse comme un boulet de canon, mobile dans tous les sens, rénitente, mate. Une ponction capillaire ramène un liquide clair comme de l'eau de roche, avec des crochets caractéristiques. Dans les heures et les quelques jours qui suivent, aucun phénomène général n'est à noter, mais il se fait une reproduction partielle de liquide dans la poche vidée par la ponction. Cette reproduction est bientôt suivie de résorption ; le malade paraît guéri, cette guérison se maintenait encore cinq ans après.

II. — Cas d'Hutchinson

Extirpation — Guérison

C'est encore un homme âgé de 53 ans. Le sujet est porteur d'une hernie graisseuse sus-ombilicale qui ne le gêne nullement. Brusquement, accidents d'obstruction intestinale. Douleur vive, vomissements bilieux, puis fécaloïdes, constipation opiniâtre, météorisme, pouls très rapide, facies grippé. On porte le diagnostic de hernie étranglée.

Laparotomie, trois jours après le début des accidents. Recherche méthodique de l'obstacle ; celui-ci est situé dans le mésentère et constitué par trois noyaux assez volumineux isolés les uns des autres, durs comme du cartilage. Ils sont extirpés assez facilement, sans hémorragie. On reconnaît que ce sont les kystes hydatiques. Bonnes suites opératoires. La guérison assez rapide s'est maintenue sans accident.

III — Cas de Cimbali

Marsupialisation — Mort

R. C..., 18 ans, tailleur. Bons antécédents héréditaires et personnels. Subitement, dans un bain, est pris de douleurs abdominales vives. Vomissements alimentaires et bilieux avec nausées, température normale, mais pouls petit, fréquent. L'examen de l'abdomen montre la présence d'une tumeur : cette tumeur est latérale au-dessus de l'arcade crurale gauche, pseudo-fluctuante à la palpation, mate à la percussion. On porte le diagnostic de péritonite enkystée, et l'on fait une ponction exploratrice, dans le but d'en rechercher la nature. La ponction ramène un liquide jaunâtre, qui contient les crochets caractéristiques.

Incision à la cocaïne sur le point culminant de la tumeur à 4 travers de doigt au-dessus de l'arcade crurale ; le kyste est alors largement ouvert. On pratique une contre-ouverture en arrière dans le flanc droit ; lavage et gros drains en avant et en arrière. Suites opératoires alarmantes ; hémorragie abondante pendant plusieurs jours ; ensuite écoulement par la plaie de matières fécales ; état général mauvais; délire, convulsions et autres symptômes tétaniformes. Le malade meurt le 13 septembre, 17 jours après l'opération. Autopsie : péritonite adhésive diffuse due à une perforation du côlon ascendant faite au moment où on avait pratiqué la contre-ouverture ; on vérifie le siège mésentérique du kyste.

IV. — Cas de Carter

Marsupialisation. — Mort

Femme 44 ans ; début, il y a deux ans, tout à fait insidieux, aucun trouble fonctionnel, la tumeur est le seul symptôme. Cette tumeur occupe la région ombilicale, elle est médiane, mobile, volumineuse, mate, rénitente ; on porte le diagnostic de kyste de l'ovaire uniloculaire.

Laparotomie : le kyste est entouré de grosses veines ; ponction au trocart, écoulement d'un liquide clair, eau de roche. On tente l'extirpation, mais une hémorragie abondante empêche de la terminer ; on réséque alors tout ce que l'on peut de la poche ; les bords sont suturés à la plaie abdominale ; on bourre ensuite à la gaze antiseptique. Mauvaises suites opératoires, hémorragies et phénomènes d'infection ; la mort survient le sixième jour. Autopsie : péritonite légère et épanchement de sang dans le péritoine

V. — Cas de Mains

Marsupialisation. — Guérison

Femme 40 ans. Début il y a 18 mois, la malade constate la présence d'une tumeur ; il n'y a pas le moindre trouble fonctionnel, pas la moindre douleur. L'examen direct montre que cette tumeur est latérale gauche sous-ombilicale, nettement arrondie, lisse, prenant contact par son point culminant avec la paroi abdominale Elle est nettement fluctuante, la percussion montre qu'elle est mate à sa partie saillante, sonore tout autour.

Laparotomie médiane sous-ombilicale, découverte de la tumeur, ponction ; par l'ouverture agrandie, on retire 60 à 70 vésicules qui ont la forme et le volume d'un œuf de poule. La poche est marsupialisée et drainée. Bonnes suites opératoires. Guérison complète.

VI. — Cas de Vincent

Février 1903 — Kyste hydatique suppuré du mésentère

Femme 60 ans, convalescente de fièvre typhoïde. Soudaine et violente douleur dans le flanc droit ; vomissements bilieux, pas de fièvre ; pouls petit et rapide. L'examen de la malade montre la présence d'une tumeur du flanc droit à limites peu précises mate à la percussion profonde. Rien du côté du foie, ni des organes génitaux ; on porte le diagnostic d'hydronéphrose intermittente. Incision lombaire très longue, impossibilité d'amener la tumeur. Laparotomie ; issue du liquide purulent, résection d'une partie de la poche. Sous l'influence des efforts, issue de la poche au dehors ; sa résection laborieuse. Examen histologique.

VII. — Cas de Vincent

Février 1904. — Kystes hydatiques récidivants du mésentère

Femme, bonne santé habituelle. Début insidieux par l'apparition d'une tumeur du côté gauche. Absence de signes fonctionnels. En trois ans, la tumeur progresse du côté gauche et devient fluctuante. Incision ; issue de trois litres de liquide clair avec nombreuses vésicules. Marsupialisation. Au bout de quelques jours, l'écoulement prit une couleur brique, la fièvre survint et une pneumonie se déclara. Malgré cela, la malade guérit après plusieurs mois de suppuration.

Récidive trois ans après, nouvelle tumeur au niveau du creux épigastrique. Cette fois, laparotomie médiane, agrandie par une section transversale du muscle droit, on enleva une quantité de kystes de la face inférieure du foie ; malheureusement un de ces kystes se rompit et s'écoula dans le péritoine. Les suites opératoires furent bonnes.

Nouvelle récidive un an après, sous forme de tumeur épigastrique et d'une autre tumeur dans la fosse iliaque droite. Une troisième laparotomie est faite, très pénible à cause des adhérences. Nombreux kystes se prolongeant entre les feuillets du mésentère et du mésocôlon, il est très pénible de les décortiquer. Malgré cela, les suites opératoires ont été très bonnes.

VIII. — Cas de Urso

Cisti da echinococco del mesentere. — Estirpazione, guarigione. — Il Policlinico, 1901, volume VIII, cr. fasc. 12. (Traduit par M. *Goldenberg*.)

Il s'agit d'un homme de 34 ans, la tumeur siègeait dans la région ombilicale, légèrement mobile, et était couverte d'une zone de sonorité tympanique. Les symptômes ont progressé lentement; ils existaient depuis dix-neuf ans. Le diagnostic fut : tumeur du mésentère. Mais comme elle était dure, on a cru à une dégénérescence sarcomateuse d'un fibrome, vu que le développement s'accentua rapidement, après dix-neuf ans de presque latence. A l'opération, on constate que la tumeur s'est développée entre les feuillets du mésentère; elle est lisse et fluctuante. Après incision de la tumeur, on voit jaillir un liquide d'aspect purulent avec nombreuses vésicules secondaires. Le sac peut être extirpé, après que les deux feuillets du péritoine ont été disséqués avec les doigts et des instruments mousses. Les suites opératoires ont été longues; on a cru à un foyer purulent. A une seconde laparotomie, on n'a trouvé que des adhérences.

L'auteur conclut à l'extirpation de la tumeur dans tous les cas semblables; il faut disséquer, dit-il, la paroi des kystes, des feuillets du mésentère; dans les cas difficiles, on doit aller jusqu'à la résection d'une anse intestinale. L'auteur pense que l'échinoccoque s'est localisé dans un ganglion du mésentère, car, par endroits, la paroi était très épaissie, et parmi le tissu conjonctif scléreux, il y avait des cellules lymphatiques. D'après Urso, il n'y aurait pas eu de pus, mais une transformation spéciale du contenu du kyste, qui ne provenait pas d'une infection.

IX. — Cas de Mabit

(Avril 1903)

T. B..., Argentine, 19 ans. Province de Cordoba (Carlota). Kyste hydatique du mésentère.

Incision sur le bord externe du muscle droit ; du côté droit, tumeur du volume d'un œuf d'autruche, allongé en forme de boudin. Le kyste est adhérent au côlon ascendant et s'est développé entre les feuillets du mésentère, qui sont sillonnés de nombreux vaisseaux et de veines de fort calibre. Quelques vésicules filles. Le kyste est libéré en partie, un peu plus d'un tiers de sa surface totale ; et l'opération se termine en réséquant ce que l'on peut isoler des adhérences, sans trop d'effraction. Le reste est abandonné dans l'abdomen après avoir lié quelques vaisseaux.

La guérison est un peu retardée par suite d'un petit abcès de la paroi abdominale causé par l'emploi d'un catgut défectueux ; mais à aucun moment, il n'y a de réaction péritonéale. On a eu des nouvelles de cette malade en novembre 1905 ; sa santé était parfaite.

X. — Cas de Mabit

(Juillet 1903)

M. R., français, 31 ans. Buenos-Ayres. — Kyste du mésentère. Cas semblable à celui de l'observation précédente. Le kyste est un peu plus volumineux. Les adhérences et les vaisseaux présentent la même disposition. On résèque toute la partie de la membrane adventice, qui peut être isolée sans trop de délabrements, un peu plus d'un tiers de la totalité et on abandonne le reste. Suites normales ; le malade se lève le seizième jour. Ce malade est resté à l'hôpital en qualité d'infirmier. Il est en bonne santé. Ni la palpation, ni la percussion ne permettent de trouver trace du kyste.

Première Observation

(personnelle, inédite)

(Recueillie dans le service de M. le professeur Forgue)

Léonie R..., 35 ans, ménagère, entre le 29 mai 1905 dans le service de chirurgie, salle Dubrueil, n° 11. Elle se plaint d'une tumeur du bas ventre et de douleurs lombaires, surtout du côté droit, plus accentuées à la suite de la moindre fatigue.

Antécédents héréditaires : Néant.

Antécédents personnels : Réglée à 15 ans, toujours régulièrement, sans douleurs ; il y a onze ans, un accouchement absolument normal ; il y a dix ans, crise douloureuse et l'obligeant à garder le lit ; a été soignée en ce moment pour péritonite.

Début de la maladie actuelle. — Tout à fait insidieux, par de vagues douleurs lombaires qui vont en s'accentuant ; la malade s'aperçoit en même temps que son ventre grossit ; ces deux phénomènes principaux augmentent dans les mêmes proportions jusqu'au jour actuel de l'entrée de la malade, 29 mai.

Etat actuel. — Etat général bon, femme forte, bien constituée, bon facies. Douleurs lombaires surtout du côté droit, plus marquées dans la station debout et surtout après la marche. La malade s'essouffle facilement, la marche devient très difficile.

Courbe I

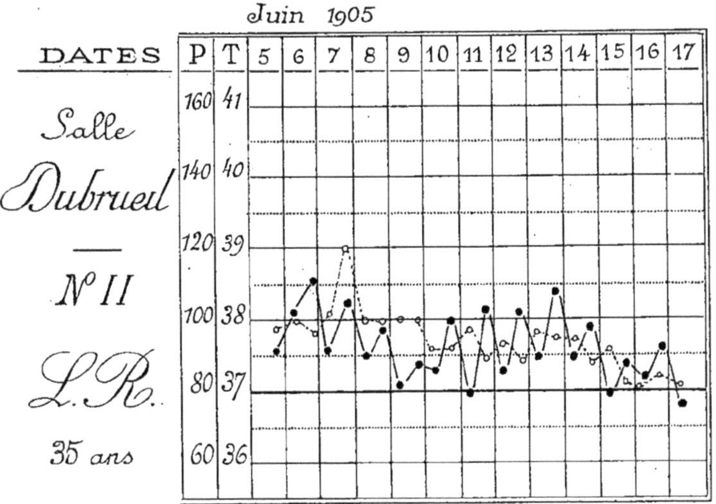

Courbe II

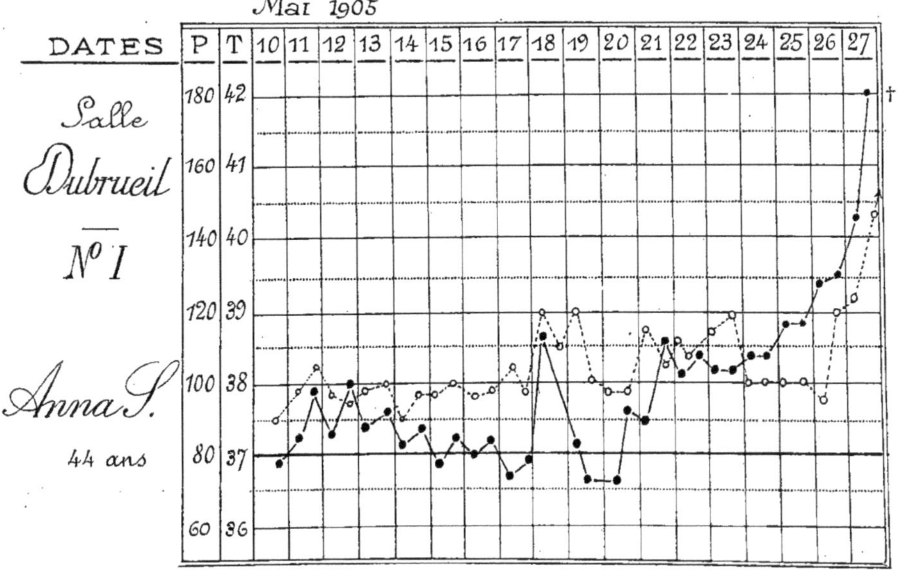

Pas de troubles menstruels, pas de pertes, ni blanches, ni rouges ; pas de modifications du côté de l'appareil urinaire ; urines et mictions normales.

Rien à signaler aux poumons et au cœur.

Examen du ventre. — 1° *Inspection* : L'inspection montre une disposition asymétrique. La partie droite du bas-ventre est occupée par une volumineuse tumeur qui ne s'accompagne d'aucun changement de coloration de la peau régulièrement étalée au-dessus ;

2° *Percussion* : La percussion permet de délimiter une aire de matité allant du pubis à l'ombilic, formant un ovale à grand axe vertical au-dessus de l'arcade crurale droite et empiétant de deux ou trois travers de doigt à gauche de la ligne médiane ;

3° *Palpation* : La palpation ne provoque aucune contraction de défense. Elle permet de constater que la ligne de matité superficielle n'est que la projection cutanée d'une tumeur plus volumineuse. On peut apprécier une masse sphéroïde régulière quant à sa surface. La paroi de la tumeur est d'une grande souplesse, donnant la sensation de résistance molle ;

4° *Toucher vaginal* : Le toucher montre que le col est élevé, difficilement accessible et paraît rejeté en arrière.

On sent dans le cul-de-sac antérieur une tumeur qui est indépendante de l'utérus, en avant duquel elle est située. En effet, si on soulève la tumeur avec la main abdominale, on sent que le cul-de sac antérieur est vide, mais qu'il se remplit à nouveau dès qu'on la laisse retomber. Les deux culs-de-sac latéraux sont tout à fait libres. Le col utérin est immobile lorsqu'on mobilise la tumeur. A signaler, de plus, la mobilité parfaite de la tumeur et la légère douleur que provoque la palpation profonde.

On porte le diagnostic de kyste mucoïde de l'ovaire droit.

Opération. — Le 4 juin. Anesthésie générale au chloroforme avec l'appareil de Ricard. Laparotomie médiane sous-ombilicale. Le kyste apparaît fixé par des adhérences nombreuses à l'épiploon et aux anses grêles. Ponctionné au gros trocart, il s'en écoule un liquide clair pareil à de l'eau de roche : c'est un kyste hydatique. Le kyste vidé, on voit nettement qu'il n'y a pas eu connexion avec les annexes de droite, qui sont libres ; les annexes de gauche sont saines, ainsi que l'utérus. L'examen attentif de la poche permet de constater qu'elle est développée dans la partie terminale du mésentère, un peu au-dessous de l'angle iléo-côlique, en avant de la partie initiale du gros intestin qu'elle masque. Le foie est sain. Capitonnage soigneux de la poche aux fils de catgut portés dans les parties les plus profondes, avec des aiguilles très courbes. On fait ainsi trois plans de suture. Deux drains hypogastriques sont placés et la plaie de la paroi fermée plan par plan.

Le soir du même jour, malade un peu agitée, température 37°6 ; pouls, 98 6 juin, un peu de dyspnée, température 38°2 et 38°6 ; pouls 100, 7 juin, température, 38°3 ; pouls, 120. Lavement purgatif.

Suites opératoires excellentes. Le quinzième jour, on enlève les fils, plaie bien fermée, ventre souple. La malade quitte le service dans les premiers jours de juillet.

Observation II

(inédite)

(Recueillie dans le service de M. le professeur Forgue, due à l'obligeance de M. Riche, chef de clinique)

Anna S.. , 44 ans, ménagère, entre le 4 mai 1905, dans le service de chirurgie, salle Dubrueil, n° 1, pour récidive et généralisation de kyste hydatique de l'abdomen.

Antécédents héréditaires : Néant.

Antécédents personnels : Insignifiants.

Début. — Opérée dans le service de M. le professeur Forgue le 13 avril 1901, pour fibrome utérin et kystes hydatiques multiples du bassin et de l'abdomen. L'opération fut pleine de difficultés.

A l'incision, on trouve un volumineux kyste qui est ponctionné au gros trocart, on est frappé par l'écoulement d'un liquide blanc clair. Puis on trouve à côté une seconde poche, et la masse en étant bien diminuée, on se met en devoir de l'extraire. Elle tient à l'épiploon par deux larges adhérences que l'on pince et sectionne au côlon ascendant et à l'anse sigmoïde par des adhérences que l'on rompt. Mais surtout, elle est bloquée dans le petit bassin, par une volumineuse tumeur qui occupe le flanc droit de l'utérus, dans le ligament large et qui, au toucher, avait été sentie proéminer dans le cul-de-sac latéral droit.

On cherche à libérer le pôle inférieur du gros kyste principal : il est intimement uni à la face antérieure de l'utérus ; on fait la remarque que le sommet de la vessie a été entraîné et englobé dans les adhérences qui fixent le pôle inférieur. Péniblement, avec les ciseaux, car les adhérences sont serrées, on arrive à trouver un plan de clivage dessus et derrière la vessie. La vessie libérée, la poche est encore absolument collée à la face antérieure de l'utérus, qui est très volumineux et occupé par un gros fibrome.

On passe alors à la poche kystique qui occupe le flanc droit de l'utérus, remplit le petit bassin et remonte au-dessus du détroit supérieur, s'étalant vers la fosse iliaque. Elle est incisée, vidée de nombreuses vésicules filles et de sa membrane fertile. Une fois vidée et bien incisée, on arrive à la décortiquer et à l'extraire. Les pédicules utéro-ovariens pincés, on procède à une hystérectomie sub-totale, en allant de droite à gauche, à la façon américaine. Les suites opératoires sont très bonnes. La malade n'a pas souffert et n'a pas eu de vomissements. Après un séjour de trente-deux jours à l'hôpital, la malade rentre chez elle, en mai 1901, complètement guérie.

En juillet 1901, deux mois après, la malade revient voir M. le professeur Forgue; à ce moment elle fait remarquer, à gauche de la ligne blanche, en dehors de la cicatrisation, une tumeur du volume d'une noisette facilement réductible. On prescrit le port d'une ceinture hypogastrique. Cette tumeur a augmenté progressivement de volume, jusqu'au moment où la malade se décide à entrer de nouveau à l'hôpital, le 4 mai 1905.

Etat actuel. — Le 5 mai 1905, la malade n'accuse aucun trouble fonctionnel L'appétit est conservé, la digestion bonne, seule la constipation est habituelle. Pas de palpitations de cœur, ni d'œdème; ne tousse pas. Pas d'amaigrissement. Quelques tiraillements douloureux de l'abdomen dans la station verticale et la marche.

1° *Inspection :* L'abdomen est volumineux; irrégulièrement développé, surtout dans sa moitié droite. La ligne cicatricielle sous-ombilicale est distendue et la région hypogastrique occupée par une tumeur du volume du poing. La peau distendue, sillonnée de veinules variqueuses, retombe flasque au-devant du pubis.

2° *Palpation :* La palpation permet de sentir facilement au-dessous de cette peau mince, de l'épiploon et des anses intestinales facilement réductibles. Un peu au-dessous et à gauche de l'ombilic, tumeur du volume d'une mandarine, régulière, recouverte de peau normale, mobilisable sur une certaine surface et paraissant développée dans la paroi, en avant du plan musculaire. Au dessus, tumeur, du volume d'une grosse orange, siégeant probablement dans le grand épiploon, comme hérissée de petites saillies secondaires, de consistance rénitente et donnant très nettement le frémissement hydatique. Dans la fosse iliaque gauche, nouvelle tumeur présentant les mêmes caractères, sauf le frémissement moins net. Dans la région épigastrique, nouvelle poche paraissant développée dans le lobe gauche du foie. Cette poche est de consistance très dure et renferme probablement peu de liquide et de nombreuses vésicules filles.

Opération. — Le 9 mai, anesthésie au chloroforme avec l'appareil de Ricard. Laparotomie.

1° Ablation d'un kyste pariétal juxta-ombilical.

2° Ablation, sans ouverture, d'un kyste du volume d'une tête de fœtus, situé dans la fosse iliaque gauche, dans le méso-sigma.

3° Ablation d'une poche de la région épigastrique, au-dessous du foie avec lequel elle n'a pas de connexion Ce kyste occupe le méso-côlon transverse et la partie toute sup rieure du mésentère. La poche est ponctionnée, vidée; elle renferme de nombreuses vésicules filles. L'intérieur de la poche, une fois la membrane enlevée, est touché au formol à 1 p. 100. On résèque ce que l'on peut, on met quelques points de suture, mais la majeure partie est laissée dans le ventre librement exposé.

Le lendemain de l'intervention, dyspnée assez forte ; on constate par minute 60 respirations ; le pouls n'est qu'à 90 et la température à 37° ; il y a des phénomènes d'intoxication hydatique ; on prescrit l'oxygène en inhalations et le sérum artificiel en injections sous-cutanées.

Les jours suivants, à deux reprises, la malade est prise de vomissements qui ne cèdent qu'à des lavages de l estomac à l'eau alcaline.

Après un mieux relatif, les phénomènes s'aggravent: les 25 et 26 mai, la température et le pouls s'élèvent progressivement ; le facies devient mauvais, les vomissements reparaissent. Le 27, la température atteint 40°3 puis 42° ; la courbe du pouls monte à 140, 150 pulsations, et devient bientôt incomptable ; la malade meurt dans l'hyperthermie, à cinq heures du soir.

L'autopsie n'a pu être pratiquée.

CHAPITRE III

ANATOMIE PATHOLOGIQUE

Nous débuterons, dans l'étude proprement dite des kystes hydatiques du mésentère, par l anatomie pathologique ; cette partie de notre sujet étant actuellement bien connue, grâce au nombre assez grand de constatations nécropsiques ou surprises opératoires signalées dans notre aperçu historique. Afin d'être aussi clair et aussi succinct que possible, nous adopterons, pour cette étude anatomique, un plan simple et facile à suivre. Nous étudierons tout d'abord le *kyste proprement dit* au point de vue de son aspect macroscopique, et de sa structure microscopique, ensuite les *lésions du voisinage*, du côté du péritoine, de l'intestin, des différents organes abdominaux, enfin des différentes variétés anatomiques qui peuvent être rencontrées, et l'*évolution des lésions*, c'est-à-dire les transformations que pourront subir le kyste et les tissus voisins, soit spontanément, soit à la suite d'influences extérieures.

Au point de vue macroscopique, envisageons successivement le *nombre*, le *volume*, la *forme*, le *siège*, les *rapports*. Le *nombre* est très variable ; parfois unique, souvent multiple, plus souvent encore peut-être coïncidant avec d'autres localisations, dans les divers organes et surtout dans le foie. Les kystes hydatiques du mésentère se groupent de façon variable. C'est ainsi que nous les rencontrons tantôt isolés, bien nettement séparés les uns des autres, tantôt, au contraire, groupés, formant des amas plus ou moins serrés. Dans ce dernier cas, deux dispositions peuvent se montrer : ou bien nous pouvons avoir affaire à des tumeurs hydatiques alignées en chapelet de nombre très variable de grains, ou bien nous rencontrons de véritables gâteaux, très irréguliers, hérissés de bosselures inégales ; à ces bosselures correspondent des alvéoles en plus ou moins grand nombre, suivant les cas. On comprend dès lors combien leur *volume* sera différent, celui-ci étant d'une façon générale en rapport inverse avec celui-là ; ils sont d'autant plus petits, en effet, qu'ils sont plus nombreux Et encore, dans ce cas, leur grosseur n'est pas égale ; ils varient sur le même individu, du volume d'une orange à celui d'un grain de raisin. Il est de règle d'en trouver un volumineux autour duquel s'en groupent d'autres de volume moyen, comparables, comme grosseur, à des œufs de poule ; ça et là, il s'en rencontre enfin de plus petits, analogues à des noix, des noisettes, des grains de café, plus petits même.

Pour ce qui est de la *forme*, elle est assez régulière, ordinairement arrondie ou ovalaire, rarement aplatie, elle n'est modifiée que lorsque les agglomérations sont trop serrées, ou que les kystes sont en rapport avec des parois sur lesquelles ils doivent se mouler.

Leur *siège*, lui, est moins régulier ; on ne saurait désigner dans le mésentère un point de prédilection pour leur développement. Tantôt nous les voyons se développer plus près du bord intestinal, tantôt, au contraire, c'est près du bord fixe, pariétal, que nous les trouvons. En hauteur, on les rencontre, aussi bien dans le voisinage du duodénum, qu'au niveau de l'angle iléo-côlique ; ce dernier siège serait pour tant, d'après la plupart des auteurs, plus fréquent. Arrivés à un stade de développement assez avancé, ils peuvent occuper, sur la ligne médiane, la région ombilicale, l'épigastre ou l'hypogastre ; sur les côtés, les flancs et les fosses iliaques, la droite en particulier. Il est des variétés haut situées dans l'hypocondre et à évolutions thoraciques, il en est de bas situées à l'entrée du bassin, parfois même descendant dans le petit bassin.

Les *rapports* de ces tumeurs kystiques varieront donc avec le siège. Ils échappent à toute description d'ensemble. Parfois, au contact même de la colonne vertébrale, parfois au contact direct de la paroi abdominale antérieure, il est signalé des cas où des kystes hydatiques du mésentère ont refoulé, dévié, comprimé les gros vaisseaux, aorte et veine cave, artère rénale. Ce qui est constant, c'est leur développement entre les *deux feuillets péritonéaux* qu'ils décollent. Charcot et, plus tard, Davaine, ont indiqué ce fait et tous les auteurs sont actuellement d'accord pour affirmer ce point d'anatomie pathologique. C'est dans le tissu cellulaire sous-séreux qu'ils prennent naissance; ils sont et restent toujours entourés du péritoine; jamais ils ne se développent dans la cavité péritonéale.

Leur structure ne présente rien de bien spécial. Leur membrane la plus externe est formée par le péritoine et le tissu cellulaire sous-péritonéal. Celui-ci, au début, reste lâche et peu modifié; bientôt, pourtant, il s'épaissit, par suite de la congestion chronique, et de gros vaisseaux néoformés s'y développent; il arrive ainsi à former, au kyste, une sorte de coque fibreuse, épaisse et forte. Si nous examinons cette première tunique par sa face interne, nous voyons que son aspect varie avec l'ancienneté du kyste : elle est blanchâtre, lisse, dans les cas tout récents; dans les kystes anciens, ce qui est plus fréquent, elle devient plus jaunâtre, irrégulière, rugueuse, et revêt un aspect chagriné.

Sous cette membrane adventice, nous trouvons la membrane proligère, si souvent comparée à de l'albumine, à du blanc d'œuf coagulé ; ici, comme dans tous les kystes hydatiques, elle est constituée par une série de lamelles concentriques. Le contenu est un liquide clair, eau de roche ; il ne se trouble pas par la chaleur et possède la particularité d'être riche en chlorures. Dans ce liquide baignent des vésicules filles, de nombre et de volume très variables ; on y rencontre souvent des capitules de tœnias ; ces derniers sont absents dans certains cas ; on dit alors que le kyste est stérile ou mieux acéphalocyste.

Il est rare que les organes voisins soient absolument sains. Le péritoine viscéral est atteint d'inflammation chronique à des degrés divers ; il existe donc de la péritonite en règle générale. La séreuse se dépolit en même temps qu'elle se vascularise et que de fausses membranes revêtent sa surface. Ces fausses membranes sont plus ou moins épaisses, plus ou moins étendues ; elles finissent par souder entre eux les organes et les replis du péritoine ; elles agglomèrent les anses intestinales, qui se trouvent ainsi soudées entre elles et assez souvent impossibles à dégager. Cet envahissement s'étend parfois si loin, que l'on pourrait croire à une péritonite tuberculeuse ; chose bien particulière : il est fort rare que l'on rencontre de l'ascite.

Toutes ces lésions ne restent pas stationnaires, elles sont susceptibles d'évoluer, de subir des modifications et des altérations diverses. Lorsque l'hydatide meurt, le liquide devient albumineux. Des cas sont signalés où le liquide s'est résorbé et a été remplacé par une masse rappelant la gélatine, devenant ensuite caséeux, de couleur et de consistance analogues à celles du mastic de vitrier. A l'intérieur, on trouve encore des débris flétris de vésicules filles qui, analysés au point de vue chimique, sont reconnus constitués de matières grasses, d'hématoïdine et de cholestérine. On constate souvent, dans ces cas-là, un ratatissement particulier du kyste, une sorte d'atrophie curatrice. Tel est le cas rapporté par Frémy. Cimbali a mentionné aussi un cas d'atrophie analogue, mais où, de plus, la paroi avait subi la transformation crétacée. Laboulmène a publié l'observation assez curieuse dans laquelle la paroi du kyste revêtait l'aspect du taffetas gommé qui aurait été plissé entre les doigts, et le contenu, devenu solide, était constitué par une matière analogue à de la gélatine. Si le liquide vient à subir la transformation purulente, la paroi elle-même apparaît couverte d'épais exsudats, plus ou moins adhérents, formant une sorte de bouillie sanieuse. Nous avons, dans le chapitre II de cette thèse, mentionné le cas récent de Vincent : kyste suppuré du mésentère, communiqué à la Société de chirurgie de Lyon le 3 février 1903. Suppuré ou non, le kyste hydatique peut être trouvé rompu et vidé. C'est ainsi que l'on a trouvé des fistules intestinales communiquant plus ou moins largement avec la poche infectée secondairement. Dans d'autres cas, on s'est trouvé en présence de fistules péritonéales, suivies de phénomènes d'intoxication et de péritonite variables avec les cas localisés ou généralisés.

Une particularité est à signaler dans l'évolution de certains kystes hydatiques du mésentère : c'est leur tendance à se pédiculiser. Ce pédicule peut se tordre, amenant des modifications dans le contenu de la poche ; il peut aussi se rompre et mettre en liberté le kyste dans la cavité péritonéale. Blanchard, dans son article sur les parasites animaux, in *Traité de pathologie générale* de Bouchard, tome II, attire tout spécialement l'attention sur ce fait.

CHAPITRE IV

ÉTIOLOGIE ET PATHOGÉNIE

Masseron, dans sa thèse de Paris, qui date de 1882, a montré que les kystes hydatiques du péritoine étaient les plus fréquents de l'économie, après ceux du foie; mais il avait surtout en vue le kyste de l'épiploon, dont la proportion est reconnue très élevée par rapport aux kystes du mésentère. Ces derniers, en effet, bien qu'ayant été l'objet d'un assez grand nombre de publications, doivent être considérés comme très rares.

Parmi les nombreuses causes invoquées, aucune ne nous paraît bien spéciale à la localisation mésentérique; aussi n'y insisterons-nous pas bien longtemps. On peut les diviser en causes prédisposantes et cause efficiente; les premières, tirées de l'âge, du sexe, de l'alimentation, du genre de vie; la seconde, seule indispensable, c'est la pénétration du tœnia ecchinocoque dans l'organisme.

L'âge le plus favorable à l'infection est l'âge adulte; nous n'avons trouvé aucune observation de kystes hydatiques du mésentère, ni dans l'enfance, ni dans la vieillesse. Le sexe paraît jouer une influence bien plus minime encore; si nous nous reportons aux observations consultées, nous pouvons cependant conclure à la plus grande fréquence de l'affection chez la femme que chez l'homme. Ici, comme pour toutes les autres localisations de la maladie hydatique, il faut invoquer l'alimentation, notamment par certains légumes, les eaux de citerne, le contact journalier avec certains animaux, comme le chien ou les moutons.

La seule condition, vraiment indispensable, c'est la pénétration du tœnia ecchinococcus. Il est tout à fait inutile et hors de sujet d'insister ici sur le développement du parasite chez l'homme. Rappelons seulement que les œufs du tœnia nana, une fois parvenus dans l'estomac ou l'intestin, sont attaqués par les sucs digestifs; leur coque est ainsi dissoute et l'embryon mis en liberté; ils peuvent alors perforer les tuniques de l'estomac ou de l'intestin et se fixer en un point quelconque de l'économie. Ils pourront ainsi, par un mécanisme que nous allons discuter, aboutir au mésentère et provoquer la formation de kystes tels que nous les avons décrits au chapitre précédent.

La question, sûrement la plus intéressante à se poser, est celle qui consiste à se demander si les kystes hydatiques du mésentère sont primitifs ou secondaires. Or, il est des cas indiscutables où cette localisation mésentérique a été et a toujours paru rester unique, malgré les plus patientes recherches, notamment du côté du foie; dans d'autres observations, au contraire, les tumeurs du mésentère ont été consécutives ou simultanées au développement de tumeurs analogues du côté du foie, de la rate, du rein, d'un des organes pelviens. Rappelons le cas de Vincent de février 1904, dans lequel la localisation mésentérique n'est apparue qu'à une seconde récidive de l'affection jusque-là cantonnée à la face inférieure du foie. Cette variété de cas explique combien a été discuté le mode d'infection du péritoine, du petit intestin et combien nombreuses ont été les théories pathogéniques invoquées. Ce sont ces diverses théories que nous allons maintenant passer en revue et discuter en détail. Elles peuvent être groupées sous deux chefs :

1° *Théories de l'infection primitive;*
2° *Théories de l'infection secondaire.*

Les premières font arriver le germe infectant à travers l'intestin, par voie sanguine, par voie lymphatique et chylifère, ou par continuité de tissu (tissu cellulaire); les secondes prétendent démontrer que l'infection du péritoine est consécutive à l'infection d'un autre organe, surtout du foie, soit par la formation de vésicules exogènes, soit par la pénétration des hydatides dans les vaisseaux sanguins, à la suite d'érosions survenues dans les vaisseaux nourriciers du kyste, soit par la greffe péritonéale directe des têtes de tœnias mises en liberté lors de la rupture naturelle ou artificielle, ponction capillaire ou incision large d'un kyste préexistant.

I. — Théories de l'infection primitive

Le mode d'infection est analogue à celui qui est invoqué le plus souvent pour le foie et même le poumon, ou le cerveau. L'embryon exacanthe part de l'intestin, il pénètre dans la paroi ; de là, dans un capillaire sanguin ; chacun sait que ces capillaires ne sont autres que les rameaux d'origine des veines mésaraïques et donc de la veine porte, et, que les embryons signalés, suivent cette voie, pour aller coloniser dans le foie. Supposons qu'ils soient arrêtés en route, au moment où ils traversent le mésentère, on comprend qu'ils y puissent s'enkyster et devenir le point de départ d'une tumeur.

Autre théorie. — L'infection a le même point de départ, l'intestin; mais au lieu de suivre la voie sanguine, elle suit la voie lymphatique. Par cette voie, en effet, la dissémination est encore plus facile, puisque les lymphatiques intestinaux ou chylifères sont ici plus développés, étant donné leur spécialisation, puisque leurs origines dans les parois intestinales sont multiples et leurs troncs plus nombreux. Or, ces lymphatiques passent entre les deux feuillets du mésentère pour se rendre à la citerne de Pecquet, et de là déverser leur contenu dans la circulation générale ; il est encore tout naturel que, sous la moindre influence, un de ces embryons exacanthes vienne à être arrêté dans cette traversée mésentérique et colonise.

Troisième théorie. — Le parasite intestinal perfore les parois du canal alimentaire au niveau de l'insertion du mésentère ; il arrive ainsi dans le tissu cellulaire sous-péritonéal, se fraye directement un passage à travers les lames que forme la séreuse et s'arrête à une plus ou moins grande distance de son point de départ. Cette dernière théorie, bien qu'admissible dans quelques cas exceptionnels, n'explique pas la grande majorité des kystes hydatiques, surtout lorsqu'il s'agit de kystes multiples au nombre de dix, quinze et parfois plus, dans des points très éloignés de l'organisme. Elle a été soutenue pourtant par Leuckart, Kuchenmeister, Davaine et von Beneden.

II. — Théories de l'Infection secondaire

Elles peuvent se résumer aussi à trois principales, dont l'une surtout, celle de la greffe péritonéale de John Hunter, paraît la plus séduisante, mais a été aussi la plus combattue.

La première, inadmissible, car elle n'a jamais été vérifiée par l'anatomie, est celle soutenue par Murchison. D'après cette opinion, un kyste hydatique pourrait donner naissance sur sa membrane extérieure à des vésicules exogènes ; ces vésicules, d'abord fortement adhérentes, se détacheraient ensuite et pourraient aller infester tout l'organisme, et en particulier le mésentère.

LA DEUXIÈME, celle de Rasmussen, n'est pas davantage admise actuellement. D'après cet auteur, des fissures se feraient dans la paroi du kyste, attaquant les vaisseaux et, par ces hiatus, des hydatides pourraient s'introduire pour aller se loger ailleurs.

LA TROISIÈME, enfin beaucoup plus intéressante, nous arrêtera plus longtemps; c'est celle de la greffe directe, sur le mésentère, des têtes des tœnias, qu'une ponction, une incision ou une rupture spontanée, ont pu mettre en liberté dans la cavité péritonéale. Hunter est le premier qui émit cette hypothèse, en même temps qu'il découvrit le premier kyste hydatique du péritoine.

En 1880 et 1885, Rendu et Ferréol, l'un à la Société anatomique, l'autre à l'Académie de médecine, ont appuyé cette théorie; au sixième Congrès de chirurgie allemand, Wolkmann et Krause s'en sont faits les défenseurs, en apportant des observations nouvelles ; enfin, Queyrat, dans la *Revue de médecine;* Debove et Soupault, à la Société médicale des hôpitaux, plus récemment, Devé dans sa thèse sur « L'Echinococcose secondaire », ont apporté des faits nouveaux, qui ont contribué à rendre cette théorie de plus en plus séduisante.

Que la rupture du kyste et l'épanchement de liquide hydatique toxique soient suivis de réaction péritonéale et de phénomènes généraux plus ou moins intenses, avec ou sans urticaire, ou bien, au contraire, qu'aucun symptôme alarmant ne se produise, ce qui est l'exception, l'issue des têtes du tœnia hors du kyste, tombant dans la cavité péritonéale, sera susceptible d'amener sur cette séreuse des localisations secondaires. Certes, la greffe n'est pas fatale, mais elle est fréquente; la tumeur se forme alors peu à peu et son évolution est très lente, elle se manifeste, en effet, parfois un an, deux ans, souvent davantage après l'inoculation. On a objecté à cette théorie de n'être pas d'accord avec le fait anatomique, sur lequel nous avons insisté, à savoir que le kyste se développait toujours dans le tissu cellulaire sous-péritonéal et non dans la cavité séreuse même. Nous pouvons répondre et réfuter cet argument, en faisant remarquer que les têtes de tœnias peuvent traverser le péritoine et aller se loger dans le tissu cellulaire. Tout au plus pouvons nous conclure que cette greffe ne pourra se faire pour les vésicules filles intactes, comme on l'a prétendu ; seules, les têtes absolument libres dans la cavité pourront se greffer et provoquer la formation de kystes secondaires.

CHAPITRE V

SYMPTOMES

Les symptômes des kystes hydatiques du mésentère sont de deux ordres : des symptômes fonctionnels accusés par le malade, des symptômes physiques recherchés par le médecin, dans un examen méthodique. Les premiers, lorsqu'ils existent, consistent en douleurs, tiraillements, troubles gastro-intestinaux, altération de la santé générale. Assez souvent, pourtant, l'apparition d'une tumeur abdominale constitue le premier signe en date, parfois même le seul signe ; au médecin il appartient d'examiner cette tumeur, par tous les moyens d'investigation qui seront à sa disposition, afin d'arriver à un diagnostic aussi serré que possible. Aussi commencerons-nous par l'exposé des signes physiques, parce qu'ils sont les plus importants. Ce seront les différents symptômes que nous montrerons successivement : 1° l'inspection ; 2° la palpation ; 3° la percussion et la phonendoscopie; 4° le toucher rectal ; 5° le toucher vaginal ; 6° le toucher combiné au palper abdominal ; 7° la radioscopie ; 8° la ponction exploratrice et la laparotomie exploratrice (seul signe de certitude). Nous étudierons ensuite les signes fonctionnels qui sont de deux ordres : les uns, phénomènes généraux d'intoxication qui peuvent d'ailleurs être très atténués, ou même manquer totalement ; les autres phénomènes ocaux de compression, très variables avec le développement du kyste et pouvant porter sur les différents organes de la cavité abdominale.

I. – Signes physiques

Tillaux a résumé, dans une phrase, les principaux signes physiques des tumeurs du mésentère en général : « Ces tumeurs, a-t-il dit, présentent trois signes principaux : tumeur médiane pointant vers l'ombilic, grande mobilité en tous sens, avec zone de sonorité en avant, autre zone de sonorité la séparant du pubis. » — Cette triade symptomatique ne suffit pas ; nombreuses sont les autres particularités permettant de faire le diagnostic de kyste hydatique du mésentère. Nous allons les passer en revue méthodiquement.

1° Inspection. — L'inspection montre que le ventre est augmenté de volume, elle permet de constater la présence d'une tumeur. Cette tumeur est ordinairement médiane et occupe la région ombilicale ou hypogastrique ; on l'aperçoit mieux à jour frisant. Parfois, la tumeur est latérale ; dans ces cas, elle siège plus volontiers à droite. En règle générale, la peau n'est pas modifiée, elle reste lisse et sa coloration est normale ; il est rare d'y constater la présence d'un réseau veineux développé en même temps que la tumeur. Tout à fait exceptionnellement, la tumeur paraît irrégulière et bosselée, formant des saillies surajoutées plus ou moins apparentes. La description des différents cas qui ont été rencontrés serait longue et sans intérêt ; toutes les variétés sont possibles ; nous n'avons indiqué que la forme la plus fréquente.

2° Palpation. — La palpation sera faite méthodiquement et avec précaution ; la tumeur prise entre les deux mains, on appréciera successivement le siège exact, la forme, la consistance, le volume, la mobilité. Cette palpation est, en général, facile ; seules, l'adipose sous-cutanée trop accentuée ou la contracture musculaire provoquée par de trop grandes douleurs, rendent cette exploration difficile. La forme est ordinairement arrondie, régulièrement sphérique, dans quelques cas, un peu ovoïde. Le volume est variable ; le plus souvent, il atteint celui d'une tête de fœtus. La consistance est rarement ferme, elle est plutôt rénitente, parfois pseudo-fluctuante même. La mobilité constitue un des signes primordiaux ; cette mobilité existe dans tous les sens, cependant, elle est en général plus manifeste dans le sens latéral que dans le sens vertical. Elle peut disparaître en partie ; exceptionnellement en totalité, lorsque le kyste est devenu trop volumineux ou qu'il a été fixé par des adhérences inflammatoires.

Dans des cas d'adhérences entre plusieurs anses intestinales et parfois avec l'épiploon, comme cela a été signalé, il est possible de trouver, à la palpation, de véritables gâteaux qui rappellent ceux de la péritonite tuberculeuse.

3° Percussion. — La percussion nous permet de constater une matité de la tumeur, en certains points ; pourtant on trouve plutôt de la submatité et il n'est pas rare de percevoir, à la percussion légère, une sonorité superficielle due à la présence d'anses intestinales. La zone de matité profonde est entourée par des zones sonores. Il est de règle de déclarer qu'une bande de sonorité sépare la tumeur du pubis, même dans les cas de siège hypogastrique. Or, dans de nombreux cas et notamment dans celui que nous avons observé, nous ne l'avons pas trouvée. La percussion rapide permet de constater encore cette sensation tactile spéciale que l'on a décrite comme pathognomonique des tumeurs de cette nature, le frémissement hydatique. Il se rencontre rarement ici, et d'ailleurs ne serait pas concluant, puisque, ainsi que l'a montré notre maître, M. le professeur Forgue, on le trouve toutes les fois que l on a affaire à une poche dont les parois ont une souplesse suffisante, dont le liquide est assez fluide et en tension moyenne.

Ainsi qu'on le voit, la percussion est le mode d'exploration qui fournit le plus de signes spéciaux à la variété de tumeurs que nous étudions, tant pour leur localisation que pour leur nature. Malheureusement, les résultats peuvent en être faussés, lorsque le kyste, refoulant latéralement les anses, est venu prendre contact avec la paroi, ou que l'intestin s'est affaissé vide au-devant de lui.

La phonendoscopie, pratiquée avec des appareils plus exacts, permet de mieux délimiter les aires de matité et d'apprécier plus exactement les différences, dans le timbre du son.

4° Toucher rectal — Le toucher rectal doit être ensuite pratiqué, surtout pour les kystes à évolution pelvienne, dont les cas sont assez fréquents, s'expliquant par l'action de la pesanteur. Il permet de constater la présence d'une tumeur mobile, arrondie, que l'on a quelquefois vu faire saillie dans le Douglas, comprimant ainsi le rectum.

5° Toucher vaginal. — Cette dernière exploration est encore plus indispensable. Dans les cas signalés au paragraphe précédent, on peut voir la tumeur occuper un des culs-de-sac, notamment le cul-de-sac antérieur, déviant l'utérus; il est même possible, vu sa grande mobilité, de l'en chasser, ce qui permet à l'utérus de reprendre sa place normale; c'est ce que nous avons constaté dans notre observation personnelle.

Combiné au palper abdominal, le toucher permet d'apprécier les connexions avec l'utérus et de constater l'indépendance de la tumeur avec cet organe.

6° Radioscopie. — La radioscopie rend parfois des services, on peut apercevoir sur l'écran une ombre indépendante des autres ombres abdominales projetées : foie, rein ou rate.

7° Ponction et laparotomie exploratrices. — La ponction, ramenant un liquide clair comme de l'eau de roche, doit être rejetée comme très dangereuse. D'ailleurs, elle ne fournit point de renseignements sur le siège exact. Aussi, la laparotomie exploratrice est et restera longtemps le seul signe de certitude ; c'est elle qui, dans la très grande majorité des cas, a permis seule de faire le diagnostic.

II. — Signes fonctionnels

Les signes fonctionnels accusés par le malade et qu'un interrogatoire habilement conduit permettra facilement de dépister sont, les uns dus à une sorte d'intoxication hydatique et frappent l'état général, les autres simplement locaux dus à des compressions des divers organes, très variables et n'ayant rien de pathognomonique.

Parmi les premiers, d'ailleurs très inconstants, le plus important est constitué par les poussées d'urticaire ; les autres, troubles nerveux, digestifs, respiratoires, circulatoires, relèvent, pour la plupart, moins de l'intoxication que de la compression ; c'est aussi de ceux-là que nous allons nous occuper maintenant.

Le premier en date des phénomènes fonctionnels dus à la compression, est la pesanteur, souvent même la douleur. Les sensations de pesanteur, de tiraillement, sont à peu près constantes et sont accentuées par la station debout et la fatigue, jusqu'à constituer de véritables douleurs.

Ces douleurs, au début insidieuses et passagères, revêtent bientôt la forme de véritables crises, ou mieux exacerbations, car alors elles ne disparaissent jamais complètement entre les accès ; elles ont leur siège maximun autour de l'ombilic et, de là, s'irradient dans les divers sens. Leur acuité peut être telle qu'elles simulent parfois les douleurs, des coliques hépatiques et néphrétiques, celles de la péritonite ou de l'appendicite ; elles ont été confondues parfois avec ces affections et avec toutes les affections douloureuses de l'abdomen qu'il serait ici trop long d'énumérer : coliques de plomb, gastralgies, salpyngites, etc.

Elles coïncident parfois avec des poussées fébriles et elles s'accompagnent de troubles digestifs : langue saburrale, nausées, vomissements, constipation. Le kyste a-t-il une évolution pelvienne, elles sont susceptibles d'avoir leur point maximum au niveau du périnée, avec irradiation dans les cuisses et dans les lombes.

Ces crises, qu'une cause occasionnelle d'apparence insignifiante suffit à réveiller, durent plus ou moins longtemps, de quelques heures à plusieurs jours ; elles deviennent de plus en plus rapprochées, de plus en plus longues et de plus en plus aiguës, à mesure que le kyste augmente. Elles peuvent parfois être très atténuées ; il est rare qu'elles manquent totalement. On les a attribuées à la tension du péritoine et à sa distension exerçant surtout sa fâcheuse influence sur les nombreux plexus nerveux qui se rendent à l'intestin ou en viennent.

Les autres signes de compression qui peuvent être relevés sont surtout ceux du tube digestif ; ces compressions sont susceptibles de s'exercer aussi sur les gros vaisseaux : aorte et artère rénale, veines cave, inférieures et mésaraïques, les uretères et tout l'appareil d'excrétion urinaire, les organes génitaux de la femme, les nerfs du bassin, très rarement les voies urinaires ou la veine porte.

La compression de l'intestin peut se manifester par de la constipation opiniâtre, mais est aussi susceptible de causer des phénomènes graves pouvant aller jusqu'à la complète occlusion intestinale, avec vomissements d'abord bilieux, puis fécaloïdes, météorisme abdominal considérable, arrêt des matières et des gaz, pouls petit et rapide, facies grippé. Même dans le cas de toute petite tumeur, ces phénomènes peuvent se rencontrer ; ils sont alors occasionnés par la présence de petites brides péritonéales ou d'adhérences qu'elles provoquent.

Cette compression peut s'exercer encore sur le duodénum et donner naissance à une dilatation d'estomac et au syndrome pylorique ; elle peut aussi s'exercer sur le gros intestin, surtout au niveau du cæcum, mais parfois au niveau du rectum.

Si les mésaraïques sont aplaties et leur lumière supprimée, on peut être amené à constater des hémorragies intestinales, de l'ascite, une circulation veineuse complémentaire. Est-ce la veine cave? nous aurons de l'œdème des membres inférieurs. Suivant la partie comprimée, l'œdème pourra en envahir un seul, ou toute la moitié inférieure du corps.

La compression des plexus lombaire et sacré peut engendrer des troubles sensitifs consistant surtout en douleurs, et des troubles moteurs allant d'une simple parésie localisée à la paraplégie complète et absolue.

Les troubles urinaires sont loin d'être exceptionnels ; ce peuvent être des compressions de l'uretère amenant de l'hydronéphrose ou de la sclérose rénale, des déplacements du rein et de la vessie.

Chez la femme, on constate des troubles génitaux dus à

des compressions annexielles ou à des déviations utérines. Enfin, si le kyste acquiert un volume assez considérable, il peut arriver à refouler le diaphragme, et ainsi sont provoqués les troubles plus ou moins considérables qui peuvent devenir alarmants. C'est une dyspnée, dyspnée d'efforts d abord, bientôt paroxystique, puis continue ; ce sont des palpitations, de l'angoisse précordiale, toutes sortes de troubles circulatoires, une altération de la nutrition générale à divers degrés.

CHAPITRE VI

ÉVOLUTION ET COMPLICATIONS

Dans notre chapitre de symptomatologie, nous venons d'indiquer en bloc, aussi complètement que possible, toutes les modifications subies par l'organisme, sous l'influence du développement des tumeurs hydatiques du mésentère ; pour compléter notre étude clinique, il nous faut indiquer maintenant comment se succèdent les différents symptômes que nous avons signalés et comment ils peuvent être troublés par l'apparition de complications.

Tout kyste hydatique du mésentère évolue en trois périodes assez distinctes : la première est une *période latente* ou presque ; seules, quelques douleurs vagues et un peu de pesanteur sont accusées par le malade ; en même temps, il se produit du gonflement abdominal ; la seconde est une *période de compression*, elle succède plus ou moins rapidement suivant les cas, à la précédente ; elle est caractérisée par la tumeur et les signes de compression abdominale ; la troisième est une *période de cachexie*, caractérisée par une déperdition générale des forces, l'épuisement du sujet, et souvent l'apparition des signes d'infection kystique.

PÉRIODE LATENTE. — C'est la période de début. Son nom indique qu'elle est silencieuse. Pourtant, ce début peut se faire de façon dramatique, par une crise douloureuse intense, avec phénomènes péritonéaux. Mais, la crise terminée, tout paraît ordinairement rentrer dans l'ordre et la maladie semble terminée. Dans notre observation, le malade avait eu, dix ans avant son entrée à l'hôpital, une crise analogue qui avait été soignée comme péritonite. N'était-ce pas là, semble-t-il, le début d'une affection qui devait rester latente pendant près de neuf ans? Dans les cas de Carter et dans celui de Mains, au contraire, que nous avons rapportés au début, c'est la tumeur qui a constitué le premier symptôme.

Enfin, dans les cas de kystes secondaires, la maladie débute par le foie, ou, plus rarement, un autre organe, la localisation mésentérique passant longtemps inaperçue.

Période de compression. — Nous ne saurions insister longtemps sur cette phase ; elle est occupée par tous les symptômes indiqués au chapitre précédent. Sa durée est d'autant plus longue que cette compression s'exerce d'une façon plus ou moins absolue et sur des organes plus ou moins importants. Les malades atteignent, dans un espace de temps extrêmement variable par conséquent, à la période de cachexie qui est la période terminale.

Période de cachexie. — La rapidité ou la lenteur avec laquelle le malade entre dans cette dernière phase dépend aussi d'une foule de circonstances étrangères à la tumeur. La marche en est activée par toutes les perturbations générales ou locales de l'organisme. C'est ainsi que Murchison a noté l'influence néfaste des maladies infectieuses; Porak et Secheyron, celle de la grossesse. Les malades arrivés à cette période voient leur santé s'altérer rapidement, ils ont des troubles dyspeptiques et perdent à peu près complètement l'appétit; ils maigrissent beaucoup et perdent leurs forces; ils sont anémiques, neurasthéniques; ils meurent dans la cachexie, emportés souvent par une maladie intercurrente.

Le pronostic de cette affection est donc très grave ; rares sont les cas de guérison ; on ne peut guère la constater que dans les cas de kystes uniques qui s'atrophient et subissent la transformation crétacée.

Complications

Mais l'évolution n'est pas toujours aussi simple ; elle peut être troublée par l'apparition d'une complication ; elle est modifiée par la présence d'une grossesse.

Ces complications sont, les unes mécaniques, ce sont : la compression brusque d'un organe important et la rupture ; les autres, infectieuses, ce sont les suppurations du kyste.

La compression brusque d'un organe important peut amener une mort rapide ; telle la compression des uretères suivie d'anurie (*Obre transact. of the Pathol.* Soc. 1857.) La rupture peut être ou non précédée de suppuration. Elle se produit à la suite d'un traumatisme, chute ou choc, parfois elle est spontanée; aucune cause occasionnelle ne peut être invoquée. Elle peut se faire dans le péritoine, le tube digestif, la veine cave, exceptionnellement le vagin ou l'utérus, la vessie, la peau.

La rupture dans le péritoine s'accompagne, en général, de symptômes bruyants. Le malade ressent une vive déchirure au niveau de la région ombilicale, ou en un autre point quelconque du ventre. Cette douleur, vive et subite, ne saurait être mieux comparée qu'au coup de poignard classique de la péritonite par perforation. Rapidement, au bout de quelques heures, un autre symptôme apparaît, celui-là pathognomonique, c'est l'urticaire généralisée ; mais cette urticaire n'est que passagère ; elle disparaît aussi rapidement qu'elle est apparue. Finser, le premier, a signalé ce symptôme, mais c'est à Debove et Achard, en octobre 1888 dans les *Archives de médecine*, qu'il appartient de l'étudier expérimentalement. Il est dû à l'action d'une ptomaïne contenue dans le liquide hydatique ; les deux biologistes Mourson et Schlagdenhaufen ont réussi à l'isoler. Cette ptomaïne n'a pas été retrouvée dans tous les cas d'examen du liquide toxique; c'est qu'elle n'est secrétée qu'à certaines périodes d'activité du parasite. Ainsi s'expliquent les cas assez nombreux, où la rupture d'un kyste hydatique du mésentère, ou d'ailleurs, dans la cavité péritonéale, n'a été suivie ni d'urticaire, ni d'aucune autre manifestation d'intoxication. En règle générale, en effet, l'urticaire n'est pas le seul symptôme; il s'y ajoute des signes de péritonisme, du hoquet, des vomissements, du météorisme abdominal, de la dyspnée, de la tachycardie, des troubles cardio-vasculaires, bulbaires et cérébraux. Si la mort doit survenir, elle se produit en vingt-quatre ou quarante huit heures; passé ce délai, les phénomènes s'amendent et le malade peut-être considéré comme guéri de son intoxication.

Si le kyste était suppuré, une autre complication à peu près fatale est la péritonite. Mais ici plusieurs éventualités peuvent se produire : si la virulence des agents infectieux est au maximum, le malade succombera rapidement à la péritonite généralisée, septique, diffuse, n'aboutissant pas à la suppuration ; dans d'autres cas, il se formera une péritonite généralisée suppurée avec nombreuses fausses membranes, non moins mortelle, ou bien une péritonite enkystée, un véritable abcès péritonéal, qui, lui, pourra être curable.

L'ouverture, dans l'intestin, est la plus fréquente après celle dans le péritoine. Elle se manifeste par la disparition brusque de la tumeur, coïncidant avec l'apparition de selles diarrhéiques, contenant les crochets d'ecchinocoques, qu'un examen attentif pourra y retrouver. Cette ouverture, dans l'intestin, constitue une grave complication ; l'infection secondaire de la poche est de règle par les nombreux microbes qui pullulent sur la surface de la muqueuse du tube digestif.

Suppuration. — La suppuration des kystes hydatiques du mésentère est une éventualité relativement fréquente ; des cas, plus nombreux que ceux de la rupture, en ont été signalés. Au début de cette étude, nous avons résumé le cas de Vincent rapporté à la Société de chirurgie de Lyon en 1903, dans le but de servir de type à cette complication. Ici, comme ailleurs, il est difficile d'expliquer comment a bien pu se faire l'infection de la poche kystique. En effet, nous savons la paroi absolument imperméable aux liquides et aux microbes ; des éraillures ont dû être incriminées. La voie d'infection est, sans contredit, la voie sanguine ; l'apparition de cette complication, au déclin de maladies infectieuses générales, en est la preuve. Dans le cas de Vincent, le malade était en convalescence au moment des accidents.

Ces accidents consistent, en général, en exacerbation des douleurs, en vomissements, phénomènes péritonéaux. La fièvre s'allume irrégulière, surtout le soir, l'état général s'aggrave, des diarrhées surviennent, la cachexie apparaît et progresse rapidement. L'intervention permet alors de constater la suppuration, celle-ci, suivant les cas, pouvant être localisée plus spécialement à la membrane d'enveloppe ou au contenu de la poche.

Grossesse. — La grossesse est un facteur de gravité considérable de la localisation hydatique du mésentère. Tout d'abord elle paraît imprimer une marche plus rapide à l'évolution des kystes hydatiques. Mais surtout, la présence de la tumeur, descendant dans le bassin, trouble le développement normal de l'utérus et met obstacle à l'accouchement. En 1902, tout récemment par conséquent, Fanta a publié, dans les *Annales de gynécologie et d'obstétrique*, une étude sur les kystes hydatiques du bassin et de l'abdomen, au point de vue de la dystocie.

CHAPITRE VII

DIAGNOSTIC

Le diagnostic des kystes hydatiques du mésentère est très difficile, sinon impossible, dans la grande majorité des cas. Lorsque pourtant le kyste n'est pas parvenu à une période trop avancée de son évolution, lorsqu'il n'a pas contracté d'adhérences inflammatoires, lorsqu'il n'est pas compliqué, il est possible de le reconnaître, d'après les signes que nous avons étudiés au chapitre V.

Diagnostic positif. — Le diagnostic positif est basé :

1° Sur le mode de début, lent, insidieux, avec parfois des crises douloureuses ;

2° Sur le siège et la mobilité latérale de la tumeur ;

3° Sur la matité profonde, la sonorité superficielle, la zone sonore qui la sépare du pubis ;

4° Sur les antécédents du malade et les signes d'intoxication hydatique.

On recherchera la consistance de la tumeur et le frémissement hydatique, sans accorder à celui-ci une importance considérable et surtout sans lui donner la valeur d'un signe pathognomonique. Il sera bon de rechercher des tumeurs analogues du côté du foie et des différents organes thoraciques ou abdominaux. Si l'on arrive à une période déjà avancée de l'affection, tous ces différents signes seront masqués ; on devra alors se baser sur l'évolution de la maladie et notamment rechercher les phénomènes de compression exercés sur l'intestin ou sur d'autres viscères.

Diagnostic différentiel. — En présence d'une tumeur hydatique du mésentère, de nombreuses questions seront à se poser avant de trancher le diagnostic en faveur de celle-ci :

1° La tumeur abdominale appartient-elle réellement au mésentère?

2° La tumeur est-elle bien liquide et non solide?

3° Est-ce un kyste hydatique?

Première question. — Pour reconnaître si une tumeur appartient bien au mésentère, il faudra successivement éliminer les tumeurs non exactement reconnues, appartenant au foie, à la vésicule biliaire, à la rate, au rein, à l'intestin grêle ou au gros intestin, et surtout les tumeurs médianes développées aux dépens de l'estomac, du pylore, de l'utérus, des ovaires, des trompes de Fallope, enfin et tout particulièrement de l'épiploon et du pancréas.

Bien entendu, nous n'allons pas insister sur le diagnostic avec les tumeurs de la paroi, lipomes ou fibromes, qu'un examen très superficiel seul pourrait faire confondre avec des kystes du mésentère, non plus qu'avec l'ascite, dont les caractères distinctifs sont trop nets, pour qu'elle puisse être méconnue.

Pour certaines tumeurs du foie ou de la vésicule, au contraire, la confusion peut p'us facilement s'établir. Certaines variétés d'abcès du foie, les kystes hydatiques de la face inférieure et quelques autres affections de la vésicule biliaire pourraient, semble-t-il, simuler mieux l'affection qui nous occupe, en particulier l'hydropisie de la vésicule. Mais toutes ces tumeurs, venues de la face inférieure du foie, ne pourront être aussi facilement saisies entre les mains, que si elles venaient du mésentère, sauf dans le cas exceptionnel de pédicule long et étroit, et encore, dans ce cas-là, seraient-elles moins mobilisables dans le sens transversal. Les mouvements respiratoires ont de plus une influence plus notoire sur les tumeurs du foie; c'est à peine si les grandes inspirations mobilisent celles du mésentère. De plus, il existe pour chacune de ces affections hépatiques, des phénomènes spéciaux, troubles digestifs, troubles généraux bien particuliers, et qu'il faudrait rechercher.

Le même raisonnement pourrait s'appliquer aux grosses rates, surtout à celles atteintes de kystes hydatiques, ce qui n'est point rare. Dieulafoy, dans ses leçons cliniques, a insisté sur ce diagnostic particulier et en a montré la difficulté. Et ce ne sont pas seulement les rates hydatiques, mais encore les rates cancéreuses, amyloïdes, lymphadénomateuses, paludiques, les abcès, les kystes séreux, les kystes sanguins, que la tumeur mésentérique peut simuler. Il faudra, pour éviter toute erreur, en analyser soigneusement la forme, reconnaître le bord antérieur, la projection de la matité sur la paroi costale, la mobilité moins grande, l'influence plus évidente des mouvements du diaphragme, l'état général du sujet qui en est porteur.

Les kystes hydatiques du mésentère simuleraient plutôt une tumeur rénale; la grande diversité des affections prenant naissance dans ce dernier organe rend encore ce diagnostic plus difficile. Il est vrai que nous avons ici des modes variés d'examen rendant la tâche plus facile et la certitude plus grande : ce sont l'analyse des urines, l épreuve du bleu et de la fluorescéine, la division vésicale, le cathétérisme cystoscopique des uretères. N'importe, il ne faudra pas conclure trop hâtivement à un rein mobile, à un kyste séreux ou hydatique, à une hydronéphrose, à une pyélonéphrite suppurée avec rétention, quelle qu'en soit la nature, à un carcinome, à un sarcome, à un fibrome. Le diagnostic se fera surtout par la percussion qui nous montrera les rapports exacts de la masse intestinale avec la tumeur, rapports différents dans les deux cas. En effet, tandis que le rein est situé au voisinage des côlons ascendant ou descendant, le mésentère est au contact de l'intestin grêle. Ce dernier est très mobile alors que le côlon est à peu près fixe; d'où la conclusion suivante peut être tirée : les anses grêles glissent de façon permanente au devant de la tumeur mésentérique; aussi la zone sonore antérieure superficielle est loin d'être fixe, elle est susceptible de varier après chaque exploration. Au contraire, au-devant du rein augmenté de volume, nous trouvons toujours le côlon sous la forme d'une corde oblique toujours à la même place, appréciable à la vue mais surtout au toucher et dont les variations sont de simples changements de volume. En résumé, le gros intestin est invariable au-devant du rein, le petit est très variable au-devant du mésentère.

La mobilité dans tous les sens de la tumeur du mésentère, dépassant la ligne médiane, alors que le rein, même ectopique, l'atteint à peine, permet encore de distinguer, par les seuls signes physiques, ces deux genres de tumeurs.

Les tumeurs de l'intestin, avec leur extrême mobilité, lorsqu'elles portent sur l'intestin grêle, méritent d'être mentionnées dans ce chapitre de diagnostic; ce peuvent être les néoplasmes bénins ou plus souvent malins, l'accumulation des gaz en certains points ou tympanite allant jusqu'à simuler la grossesse, l'accumulation des matières fécales faisant des tumeurs bien isolées et mobiles, mais se laissant déprimer sous le doigt et présentant la malléabilité du mastic du vitrier.

Les tumeurs de l'estomac et du pylore, fibromes, lipomes ou cancers, sont beaucoup plus fixes et ne peuvent prêter à confusion ; de plus, elles sont mates à la percussion superficielle, sonores à la percussion profonde; enfin, elles s'accompagnent de phénomènes gastriques bien spéciaux.

Les erreurs du diagnostic le plus souvent commises sont celles qui consistent à prendre les kystes hydatiques du mésentère pour des tumeurs développées aux dépens des organes génitaux de la femme : ovaire, utérus, trompes Dans notre observation personnelle, le kyste, qui n'a été reconnu qu'à la laparotomie, simulait absolument une tumeur de l'ovaire ; mate jusqu'au pubis, elle était mobile, accessible à la palpation et au toucher vaginal. Dans les cas ordinaires pourtant, il sera facile de reconnaître que la tumeur appartient bien à l'ovaire lorsqu'elle se développe de bas en haut et qu'elle n'offre, en aucun point de sa surface, une bande sonore d'intestin.

Le toucher bimanuel, c'est-à dire le toucher vaginal combiné au palper hypogastrique, nous permettra aussi d'éliminer les tumeurs venant de l'utérus ou des trompes. En dehors des signes spéciaux fournis par les fibromes et des symptômes bien particuliers à la grossesse, un gros utérus, gravide ou fibromateux, se distinguera par ce fait que les mouvements imprimés à la tumeur, au niveau de l'hypogastre, sont très nettement perçus par le doigt appliqué sur le col ; pourtant, il suffit d'une faible adhérence pour sentir ces mouvements imprimés, mais dans ce cas ils sont ordinairement moins nets.

La tumeur dans un cul-de-sac latéral, l'empâtement et la douleur dans ce cul de-sac, les antécédents utérins, sont assez caractéristiques des tumeurs salpingées, hydro, hémato ou pyosalpynx.

Mais, certes, le diagnostic de beaucoup le plus difficile, sinon impossible dans de nombreux cas, sera celui avec les tumeurs du pancréas et celles de l'épiploon.

Mobiles comme celles du mésentère, moins dans le sens vertical que dans le sens latéral, les tumeurs de l'épiploon se différencient par la moindre mobilité de la masse; et de plus la percussion, même superficielle, donne de la matité au niveau de la tuméfaction, alors que la percussion profonde est susceptible de donner de la sonorité.

Le pancréas peut être le siège de nombreuses affections simulant à peu près complètement le kyste du mésentère. Ce sont des cancers ou des kystes, parfois même hydatiques. Il faudra toujours rechercher les signes d'insuffisance pancréatique et la stéarrhée, et encore ces symptômes ne seront que des symptômes de probabilité et non de certitude. Une tumeur du mésentère pourrait, à la rigueur, comprimer, atrophier la glande et produire les mêmes effets.

Ses tumeurs du pancréas sont médianes comme celles du mésentère ; mais elles sont beaucoup moins mobiles et la percussion à leur niveau détermine un bruit hydro-aérique.

2e et 3e questions. — La tumeur est-elle solide ou liquide, et dans ce cas est-ce un kyste hydatique?

Seuls, les cas où l'on constate la fluctuation sont d'un diagnostic certain, et encore a-t-on trouvé des lipomes pseudo-fluctuants. On conclura au kyste hydatique, sous toutes réserves, lorsque l'on aura pu trouver le frémissement prétendu caractéristique, ou que l'on aura découvert une tumeur analogue dans le foie ou un autre organe. On se basera enfin, lorsqu'ils existeront, sur les signes généraux d'intoxication hydatique.

CHAPITRE VIII

TRAITEMENT

Un kyste hydatique du mésentère, abandonné à lui-même, a de grandes chances de tuer, dans un temps plus ou moins éloigné, le sujet qui en est porteur. Un traitement aussi précoce que possible s'impose donc ; aussi les nombreuses méthodes curatrices appliquées pour les kystes du foie ontelles été discutées à propos de ceux du mésentère.

La liste de ces méthodes et procédés est longue ; nous ne mentionnerons que les pricipaux. Il serait, certes, superflu de décrire les traitements internes par les vermifuges, le calomel, l'iodure ; topiques locaux, révulsifs, onguents et emplâtres ; l'électrolyse, cause de beaucoup d'insuccès.

Nous n'avons à retenir et à discuter que les suivants :

1° *La ponction simple.*

2° *La ponction suivie d'injections parasiticides.*

3° *L'incision en deux ou un temps.*

4° *La marsupialisation de Lindemann-Landau.*

5° *L'abandon de la poche remplie de sérum et suturée. Procédé de Bobroff.*

6° *Le capitonnage de Delbet.*

7° *L'extirpation.*

8° *La résection partielle de Mabit.*

Les deux premiers, faciles mais dangereux, méritent d'être étudiés à part. Les six autres ont des temps communs, la laparotomie et la découverte du kyste, qui nous obligent à en faire une étude d'ensemble.

1° Ponction simple ou aspiratrice. — Cette méthode a été assez souvent appliquée ; nous en avons signalé un cas qui fut suivi de guérison.

Un trocart fin, adapté à l'aspirateur ou non, est enfoncé dans la tumeur, au niveau d'une zone mate. Le liquide s'écoule clair ; lorsque l'écoulement est terminé, il n'y a plus qu'à retirer l'aiguille et appliquer un pansement occlusif.

Les inconvénients de cette méthode sont nombreux et ses avantages très discutables. En effet, la ponction ne saurait tuer les hydatides ; elle est, de plus, tout à fait insuffisante dans les cas assez nombreux où le kyste est rempli de vésicules filles, qu'on ne pourrait toutes vider. L'intoxication hydatique post-opératoire, la suppuration, la péritonite, la piqûre d'anses grêles aplaties au-devant de la tumeur, sont parmi les accidents les plus fréquents. Ce moyen doit donc être rejeté actuellement.

2° Ponction suivie d'injections modificatrices. — Cette méthode a pour but de tuer le parasite afin d'éviter sa reproduction. L'idée en est ancienne, mais la technique n'a pu en être réglée que depuis le développement et le perfectionnement de l'aspiration. Il est inutile de décrire ici les nombreux procédés et les nombreuses substances employées qui n'ont rien de particulier pour les kystes du mésentère : ceux de Bacelli, de Debove et de Hanot sont les plus connus. Cette méthode présente les mêmes dangers que la précédente ; de plus, les diverses injections parasiticides injectées sous pression dans le péritoine, risquent d'amener des phénomènes d'intoxication surajoutés, sans présenter de grands avantages qui pourraient permettre de la mettre en parallèle avec celles que nous allons maintenant exposer et discuter.

3° Laparotomie et marsupialisation. — La marsupialisation, suivant la méthode de Lindemann-Landau, a été la plus employée pour les kystes du mésentère. Après une laparotomie, la poche kystique est ponctionnée, vidée de la vésicule mère et des vésicules filles. Les lèvres du kyste sont alors amenées au contact de la plaie abdominale et suturées à cette plaie. On draine la poche. Le plus grand inconvénient est la longueur de la guérison et l'infection à peu près fatale, au cours d'un pansement mal surveillé. La suppuration s'installe et son abondance, parfois considérable, affaiblit le malade et provoque des fistules interminables, cause à peu près fatale d'éventration ultérieure.

Appliquée aux kystes du mésentère, cette méthode a pour conséquence, en certains cas, d'accoler trop intimement l'intestin, de le couder, de le tordre, au point de provoquer des phénomènes graves d'occlusions intestinales.

4° Suture de la poche kystique. — C'est pour échapper aux nombreux inconvénients de la marsupialisation, que certains auteurs ont cherché d'autres procédés de plus en plus nombreux ; les plus connus sont ceux de Bond, Billroth et Bobroff.

Après laparotomie, recherche de la tumeur, étude de sa position exacte et de ses rapports, le kyste est ponctionné et, une fois le liquide écoulé, la membrane adventice est largement ouverte, afin de pouvoir extraire facilement les vésicules secondaires, s'il en existe, et la vésicule mère. On suture alors les deux lèvres et on en favorise l'inversion, pour faire des sortes de points à la Lambert; on réduit la tumeur dans le ventre, et on ferme par-dessus la paroi, sans drainage. — Telle est l'opération de Bond, pratiquée depuis par Thomson et Moore. Elle a pour principal inconvénient de laisser dans le ventre une cavité close ; elle a été modifiée par Billroth et par Bobroff.

Billroth remplit, au préalable, la poche de glycérine iodoformée ; Bobroff la remplit d'une solution physiologique de chlorure de sodium. Leur exemple a été rarement suivi ; l'utilité de ce procédé, parfois reconnue pour le foie, étant, pour le mésentère, fort contestable.

5° Capitonnage suivant le procédé de Delbet. — Le capitonnage méthodique, suivant la technique de Delbet, a été pratiqué avec plus de succès. Nous avons rapporté, dans notre première observation inédite, le cas traité récemment, avec guérison complète et rapide par M le professeur Forgue. Comme dans les procédés précédents, le péritoine est bien protégé par des compresses, la poche bien vidée, l'intérieur bien asséché, puis nettoyé au formol, à 1 °/₀. suivant la technique de M. Forgue. Les parois du kyste sont alors accolées avec des fils de catgut passés dans leurs épaisseurs, au point de restreindre autant que possible la lumière. On se sert pour cela d'aiguilles très courbes qui permettent de placer un surjet très profond, s'appliquant à ce que l'épaisseur du tissu pris par le fil soit assez considérable, sans que les points soient perforants, et à ce que l'aiguille chemine le plus longuement possible dans la paroi, afin d'accoler de larges surfaces. En disposant des surjets superposés, on peut arriver à supprimer totalement la cavité. La poche est alors réduite dans le ventre et la paroi refermée dessus. Ce procédé, bien fait et aseptiquement. donne d'excellents résultats ; il est malheureusement souvent difficile à appliquer, impossible même dans les poches trop volumineuses.

6° Extirpation totale. — L'extirpation totale, plusieurs fois tentée, est difficile à mener à bien et les suites en sont très graves. Nous avons rapporté le cas récent d'Urso : ce chirurgien se déclare très partisan de cette méthode au point de faire la résection d'une anse, dans les cas difficiles, afin de faciliter cette extirpation. Après laparotomie, les parois superficielles du kyste sont incisées avec précaution et on cherche un plan de clivage. Une fois trouvé, il est encore fort difficile à suivre ; la dissection est fort minutieuse, les difficultés sont grandes, non seulement à cause de la délicatesse des membranes, mais par suite de l'abondance croissante, à mesure que l'on pénètre dans le mésentère de tissu cellulaire très friable et extrêmement vasculaire. Or, de plus, dans la plupart des cas où cette dissection a pu être réussie, la mort survient par suite de choc qui est considérable, toutes les fois qu'on touche au mésentère.

Seulement, dans les kystes très nettement pédiculisés, l'extirpation sera le procédé de choix.

7° Résection partielle (suivant la technique de Mabit). — Tout récemment Mabit a rapporté deux cas suivis de guérison, que nous avons résumés au chapitre II.

C'est un procédé analogue qu'a employé M. le professeur Forgue dans un des kystes multiples dont nous avons rapporté l'observation inédite dans ce même chapitre. Voici comment Mabit décrit lui-même rapidement sa technique : L'incision est pratiquée sur le point culminant de la tumeur, lorsqu'il existe ; dans le cas contraire, sur la ligne médiane. Le kyste découvert est isolé de la cavité péritonéale par des compresses et ponctionné ; la paroi kystique est ensuite attirée au dehors, largement incisée et la vésicule mère est enlevée avec des pinces à mors larges. Les lèvres de l'incision kystique étant alors éversées, la cavité est irriguée à l'eau boriquée, pour débarrasser les kystes des débris de membrane, ou de petites vésicules filles qui pourraient encore s'y trouver. La cavité est asséchée à l'aide de compresses.

Les adhérences les moins résistantes sont déchirées, le kyste est extériorisé le plus possible ; on résèque finalement tout ce qui est flottant, et le reste est abandonné librement dans la cavité péritonéale. L'abdomen est refermé par trois plans de suture.

Ce procédé est applicable aux cas où le contenu est constitué par l'eau de roche classique, où la vésicule mère est facilement enlevable sans effraction, où la partie kystique abandonnée ne constitue pas une poche, dans laquelle puisse se reproduire une stagnation quelconque. On évite l'hémorragie par une surveillance attentive de la paroi kystique, avant de refermer le ventre ; l'ensemencement hydatique, par la protection du péritoine au moyen de compresses et le nettoyage complet de la poche ; l'infection péritonéale, par la plus parfaite asepsie.

CONCLUSIONS

1° Les kystes hydatiques du mésentère, bien que rares, ont été assez anciennement connus et étudiés (Portal, 1803 ; on en connaît d'assez nombreux cas, dont les publications s'échelonnent pendant tout le XIXe et le début du XXe siècle. Leur histoire peut être divisée en trois phases : la première, anatomique (Hunter) ; la deuxième, clinique (Pean) ; la troisième, chirurgicale (Bégouin).

2° Deux observations inédites, bien différentes l'une de l'autre, rapportées au début de cette thèse, ont été rapprochées des résumés d'observations les plus typiques de Panas, Hutchinson, Cimbali, Carter, Mains, Vincent 1 et 2, Urso, Mabit 1 et 2.

3° L'anatomie pathologique nous montre que, si les variétés macroscopiques sont nombreuses, tous les kystes hydatiques du mésentère peuvent se rapporter à un même type microscopique. A signaler surtout le développement constant du kyste entre les deux lames du mésentère, jamais dans la cavité péritonéale proprement dite. Certains ont une tendance à se pédiculiser.

4° Les kystes hydatiques du mésentère sont les uns primitifs, les autres secondaires ; dans le premier cas, l'infection, d'origine digestive, se fait par l'intermédiaire des radicules portes ou des chylifères, dans leur traversée mésentérique (observation personnelle n° 1); dans le second cas, l'infection se fait par rupture accidentelle ou opératoire d'un kyste primitif et greffe péritonéale (observation personnelle n° 2).

5° Les symptômes sont, les uns physiques, fournis par l'inspection, la palpation, la percussion, la phonendoscopie, les touchers rectal et vaginal, combinés ou non avec le palper abdominal, la ponction exploratrice, la laparotomie exploratrice, seul signe de certitude.

Les autres signes sont des signes fonctionnels de compression; douleurs et obstruction intestinale chronique, ou des signes généraux d'intoxication hydatique.

6° L'évolution se fait en trois périodes : la première, latente; la seconde, de compression; la troisième, de cachexie.

Cette évolution peut être troublée par des complications, telles que la rupture et la suppuration ; elle est modifiée par la coexistence d'une grossesse.

7° Le diagnostic est à peu près impossible. Il est basé sur le mode de début, le siège et la mobilité dans tous les sens de la tumeur, la matité profonde et la sonorité superficielle, la zone sonore qui la sépare du pubis, le frémissement hydatique, les antécédents du malade, la coexistence de tumeurs analogues dans le foie, les signes d'intoxication hydatique.

Un kyste hydatique du mésentère peut simuler absolument toutes les variétés de tumeurs abdominales.

8° Le traitement est purement chirurgical.

La ponction, suivie ou non d'injections modificatrices, est insuffisante et dangereuse.

Le traitement de choix est le *capitonnage*, lorsqu'il est possible.

La résection partielle, suivant le procédé de Mabit, donne d'excellents résultats.

Dans les cas où ces deux modes de traitement sont impossibles, faire la marsupialisation, qui a pour défaut de créer des fistules interminables et des éventrations consécutives.

L'extirpation totale est dangereuse et difficile ; elle est réservée aux cas de kystes nettement pédiculés.

Le procédé de Bobroff, remplissant la poche d'une solution physiologique de chlorure de sodium, reconnu parfois utile pour le foie, est à rejeter pour les kystes du mésentère.

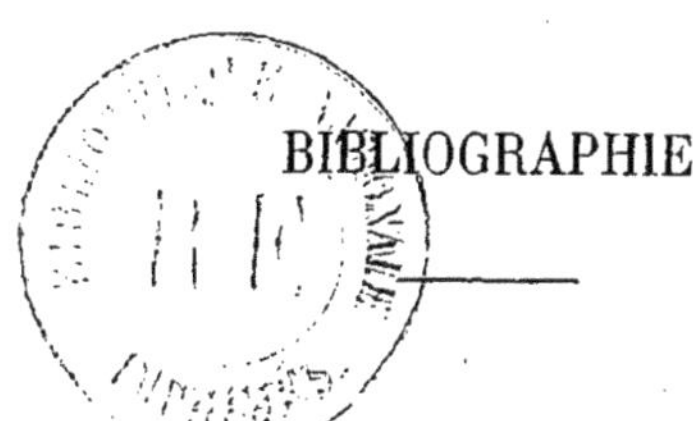

BIBLIOGRAPHIE

Adam. — Diagnostic et traitement des kystes du mésentère. Bull. méd de Paris 1895.

Albers. — Hanoversch annales f. die gesam Heilkunde, 1839.

Albert. — Kystes hydatiques multiples de la cavité abdominale. Thèse de Paris, 1887.

Allbutt. — The Lancet-London, 1883.

Arékion. — Etude sur les kystes du mésentère. Thèse de Paris, 1861.

Augagneur. — Tumeurs du mésentère. Thèse d'agrégation. Paris, 1886.

Aupois. — Kystes hydatiques de l'épiploon. Thèse de Paris, 1902-1903.

Barth.— Kyste ganglionnaire du mésentère. Bull. soc. anat., 1848.

Bégouin et Binaud.— Fibromyome du mésentère. Bull. soc. gyn. de Bordeaux, 1897.

Bégouin.— Traitement des tumeurs solides et liquides du mésentère. Revue de chirurgie. Mars et juillet 1898. Février et mai 1899.

— Influence de la section du mésentère sur la vitalité de l'intestin grêle. Archiv. de Physiol., n° 1, janvier 1898.

Bellati. — Delle Cisti linfantiche e seriose del peritoneo. Thèse de Rome 1891.

Belkowsky. — Revue méd. de la Suisse romande XIII-431, 1893.

Bérard. — Des hématomes du mésentère. Thèse de Paris, 1888.

Bergmann. — Berliner Klinische Wochenschrift, 1886.

Binaud. — Kyste du mésentère. Gazette méd. Paris, 19 mai 1894.

Blanchard. — Parasites animaux. *In* traité path. g. de Bouchard. T. II.

Bouilly. — Bulletin Société de chirurgie de Paris. 1887.

BRAMANN. — Archiv. für Klinische chir. Berlin., 1887. T. XXXV.
BRAQUEHAYE. — Kystes du mésentère Archiv. de méd., septembre et octobre 1892.
BROOKLOUSE. — British med. journal, 1890.
BRUCY. — Thèse de Paris, 1876.
BUDOR. — Soc. anatomique, 1887.
CADET DE GASSICOURT. — Thèse de Paris, 1885.
CAMUS. — Thèse de Paris, 1892.
CAMERON. — Volumineux kyste du mésentère. Glascow Soc. Obst. et Gyn., 25 mai 1904.
CAPETE. — Kyste hydatique péritoine. Soc. anat., 11 juillet 1902
CARSON. — Chylons cyst of the mesentery journal of the american association, may 1890, p. 74.
CARTER. — British med. journal, 1883.
CAUTHORN. — Sarcome du mésentère. Méd. mars 1895. 401.
CHARCOT. — Gazette médicale. Paris, 1852.
CHARCOT et DAVAINE. — Société de Biologie, 1857.
CIMBALY. — Revue clinic Bologna, 1887-VII.
COLLFT. — Essai sur les kystes du mésentère. Th. de Paris, 1887.
COVA. — Cisti ematica del mesculerio guerita colla marsupializzazione (Policlinico, 12 novembre 1904).
COPPENS. — Bull. Méd. Paris, 1883.
CRUVEILHER. — Bull. Société anat., 1851.
DAVAINE. — Traité des entozoaires, 1877.
DEBOVE et SOUPAULT. — Soc. Méd. des Hôpitaux, 1892 et 1894.
DEBOVE et ACHARD. — Archiv. de Méd., oct. 1888.
DELMEZ. — Kystes du mésentère. Thèse de Paris, 1891.
DELBET. — Sur un moyen de traitement des kystes hydatiques de l'abdomen. Acad. de médecine, 1896.
DEVÉ. — Thèse de Paris, 1904. Ecchinococcose secondaire.
DIEULAFOY. — Clinique méd. Hôtel-Dieu, t. III, p. 96. Kyste hydatique de la rate.
DUPRÉ. — In Brouardel, t. IV, p. 853. Affections rares du péritoine.
DUBOURG. — Soc. anat. de Bordeaux. 1892.
DURET et LANCIAL. — Journal Soc. méd. de Lille, 1892.
EICHHORST. — Trait. de Pathol., 1889. T. II, p. 503.
FANTA. — Kyste hydatique du bassin et de la cavité abd. (Annales de gynéc. et d'obst., 1902.)

Féréal. — Académie de médecine, 1885.

Fessaminoff. — Ungemin et Petroff, Delmsck, Kazans, Taho obschlchistra vratchik, 1888.

Ferval. — Kystes hydatiques du péritoine primitifs et secondaires. Thèse de Paris, 1900.

Fochier. — Kystes multiples du mésentère. Soc. chirurg. Lyon, 6 mars, 1902.

Forgue et Reclus. — Tr. de thérap. chirurgicale. Tum. de la rate et du mésentère, p. 726.

Galvagni. — Riforma med. napoli, 1804.

Gérard. — Thèse de Paris, 1876. Kystes hydatiques du péritoine.

Giordano. — Cisti del mesenterio. Clin. chir. Milano, 1895, p. 233.

Gouillaud. — Evolution prolongée des kystes hydatiques abdominaux. Soc. de chir. de Lyon, 18 février 1904.

Haas. — Zur Kasinstoff der mesenterialcysten (Zeits. Bl. f. Gynec. 17 décembre 1904).

Havage. — Bulletin soc. anat., 1883.

Hahn. — Kyste du mésentère. Berliner Kliniche. Wochenschrift, 1887.

Hartmann. — Gaz. hebd. de méd. et de chir., p. 571, 1891.

Heinrichs. — Berliner Klinische Wochenschrift, 1896, p.796.

Hern. — Australian med. journal, 1880.

Homam. — Lipome du mésentère. Amer. p. of med. Sc. avril 1891.

Kirmisson. — Lymphangiome kystique du mésentère. Soc. chir., 13 avril 1904.

Krenitzky.— Contribution à l'étude de l'ecchinococcose multiple de la cavité abdominale, en russe, Vratch gaz., 22 janvier 1905.

Lavigne. — Thèse de Bordeaux, 1893.

Landan. — Berliner Klinische Wochenschrift, 1887.

Letienne. — Méd. moderne, 1894.

Leteinturier. — Bull Soc. anat., 1866.

Le Sauvage. — Bull. Faculté méd. Paris, 1812 1813.

Lendet. — Soc. Biologie, 1856.

Lockwood. — The Lancet, 1895, p. 1300.

Mabit. — Contribution à l'étude du trait. chir. des kystes hydat de l'abdomen. Revue de chir., mai 1905.

Manzoni. — Cisti del mesenterio. Gaz. med. Milano, 1895.

Masquereau. — Etude sur les kystes kydatiques du mésentère. Paris, 1896.

Masseron. — Thèse de Paris, 1882.

Mc. Murtry. — Cyst. of the mesentery. New-York med. jour., 31 décembre 1904.

Mesnet. — Bull. Soc. anat., 1851.

Mignon. — Kystes hydatiques de l'abdomen. Soc. chir., juin 1900.

Millard. — Bull. acad. méd. de Paris, 1880.

Moneger. — Thèse Lyon, 1892. Kystes hydat. Epiploon et bassin.

Muller. — Kystes du mésentère, XXVIIe Congrès allemand de chirurgie, 1898.

Nallino. — Cr. sulle ciste in genese e su quell del mesentere in ispecie. Il Policlinico, 1902, vol. IX, fasc. 1 et 2.

O'Conor. —British med. journal, 1897, p. 291.

Obre. — Transact. of the Patholoj. Soc., 1857.

Panas. — in Thèse Augagneur, 1886.

Pagefsticher. — Zwei fälle von Cystenbildùng in mesenterium. Berlin. Klin. Woch., 1895, n° 42, p. 911.

Park. — Transact. méd. chir. de Londres, 1817.

Pean et Secheyron. — Arch. de Tocol., 1889.

Peyrat. — Bulletin Soc. chir. Paris, janvier 1896.

Perrin. — Soc. biol., 1853.

Peraire.—Tumeur du mésentère. Soc. chirurg. Paris, 1er mars 1904.

Picquet.— Kystes du mésentère. Soc. anat. Juin 1902.

Pinatelli et Rivière. — Kystes hydatiques multiples de la cavité abd. In Gazette des Hôpitaux. N° 40. Année 1904.

Potain. — Progrès Médical, 1879.

Polherat. — Kyste dermoïde du mésentère. Soc. chir., 14 octobre 1903.

Portal. — Cours d'anat. méd. T. V.

Porrack. – Gaz. hebd., 1884.

Quenu. — In Duplay et Reclus. Kyste du mésentère. T. 7. p. 168.

Queyrat. — Revue méd., 1894.

Rendu. — Soc. anat., 1880.

Retherry. — Thèse de Paris, 1870.

Richard. — Gaz. hebd., 1880.

Rives. — Thèse de Montpellier, 1905.

Ricard. — Soc. chir., 31 octobre 1900.

RONTIER. — Soc. chir. trait. des kystes hyd., 7 février 1900.

SCHWAMM. — Total Extirpation einer grossen mesenterialcyste Berliner Klin. Woch. N° 53. 1899.

SMALER. — Archiv. für Klin. chir. 1902. Band. XXXII, heft, 2.

SPENCER-WELLS. — 1886. Tumeurs et kyste du mésentère. p. 373.

TILLAUX. — In thèse Albert. Paris, 1886.

TUFFIER. — V° Congrès français de chirurgie, 1891.

TURNER. — Bull. g. de thérapeutique, 1848.

ULMANN. — Eine durch Laparotomie geheilte mesenterialcyste. Wiener mediz. Presse, 1895. N° 36, p. 1353.

URSO. — Cisti da echinococco del mesentere. Extirpazione-gu rigione Policlinico, 1901. Vol. VIII, fasc. 12.

VILLAR. — In Le Dentu et Delbet. T. VIII, p. 2. Kystes du mésentère.

VINCENT. — Kyst. hydat. du mésentère. Soc. chir. Lyon, 11 février 1904.

— Kyst. hydat. du mésentère suppuré. Soc. chir. Lyon, 5 février 1903.

— Kyst. hydat. multiples du foie et cav. abd. Lyon Médical, 1903.

VOLKMANN. — VI° Congrès de chirurgie allemand.

WIRCHOW. — Berliner Klin. Woch., 1887.

ZERNSDORFF. — Thèse inaugurale. Iéna, 1887.

TABLE DES MATIÈRES

MONTPELLIER. — IMPRIMERIE GÉNÉRALE DU MIDI.

www.ingramcontent.com/pod-product-compliance
Ingram Content Group UK Ltd.
Pitfield, Milton Keynes, MK11 3LW, UK
UKHW020318220726
13923UKWH00003B/1217